Virginie Gyselinck

# Mama is moe

*Het verhaal van*
*een vrouw*
*met Chronisch Vermoeidheidssyndroom*

Scoop

CIP KONINKLIJKE BIBLIOTHEEK ALBERT I

Virginie Gyselinck
Mama is moe. Het verhaal van een vrouw met Chronisch Vermoeidheidssyndroom
ISBN 90-5312-200-1
NUGI 732+602

Forelstraat 22, 9000 Gent
Tel. (09)265 64 30
Fax (09)225 84 06

Omslagontwerp: Aksent, Antwerpen
Zetwerk: MMS Grafisch Werk, Amsterdam
Drukkerij: Haasbeek, Alphen aan de Rijn
Eindredactie: Peter-Paul Detemmerman



Wettelijk depot: D/2000/6144/013

## Woord vooraf

Dit boek confronteert ons met wat pijnlijk en onbeheersbaar is in het leven. Het doet nadenken over de onverwachte wendingen die het leven kan aannemen en maakt duidelijk dat zeer veel aan onze controle ontsnapt.
Een belangrijke lijn in het boek is de vraag naar respect. Dit hangt uiteraard samen met het verlangen au sérieux genomen te worden. Aangezien de oorzaken van het chronisch vermoeidsheidssyndroom nog weinig gekend zijn, ontstaat er bij de patiënt vaak de indruk dat hij door de artsen niet wordt gehoord. Zoals we lezen kan dit leiden tot vruchteloze pogingen van beide kanten om gelijk (of erkenning) te krijgen. Hierdoor ontstaat vervreemding en wordt de kans op een echte dialoog steeds kleiner.
Vanuit mijn overtuiging dat biologie en psychologie nauw verweven zijn, meen ik dan ook dat geen enkele hypothese te snel mag terzijde geschoven worden. Al te vaak blijkt de term 'psychosomatisch' te fungeren als een scheldwoord en een negatie van het probleem: 'Er is niets !' De biologische grond mag zeker niet miskend worden. Dit neemt niet weg dat we vaak voor de opdracht staan het onafwendbare lijden een plaats te geven in het leven. Dit is iets wat wij in onze maatschappij steeds minder geneigd zijn te doen. Door dit probleem op een serene manier aan de orde te stellen raakt het boek ons diep. Dit in tegenstelling tot allerlei praatprogramma's waar ziekte en miserie breed worden uitgesmeerd, maar die geen verwijzing beogen naar de eigen kwetsbaarheid en eindigheid. Wij zijn niet meer gewend lijden, tegenslag en onlustgevoelens te verdragen, omdat de illusie bestaat dat deze kunnen weggewerkt worden. Dikwijls lijkt dat ook te lukken, tot we een probleem ontmoeten dat weerbarstig is aan ons menselijke kunnen en we een les krijgen in nederigheid. Er bestaan vele manieren, vb. allerlei mirakeloplossingen, om dit spanningsveld uit de weg te gaan. Het lijkt mij dat we dan juist verzuimen het lijden te helpen dragen. Als we naar dit boek durven te luisteren blijkt daar juist een enorme behoefte aan. Wat ik tijdens het lezen meest heb bewonderd is de wisselwerking tussen aanvaarding van wat onvermijdelijk is en hoop op beterschap en hoe uit deze spanning een enorme creativiteit en levenswil kan ontstaan.

*Lut De Rijdt, psychiater-psychoanalist*

# Hoofdstuk 1

> 'Ich bin's, ich sollte büssen,
> An Händen und an Füssen
> Gebunden in der Höll.'
>
> Uit nr.10 choral
> (Mattheüspassie BWV 244)
>
> *J.S.Bach*

Een teloorgang

'Ge ziet er goed uit
Ge blaakt van al hetgeen ge moet blaken
Ge zijt jong
de jeunesse
En ge stapt. Ge stapt verder en verder
en later en later ge stapt
Ge zijt daar nog maar aangekomen
en ge sleept u voort
ge sleept die logge kop
dat voor altijd
moeë lijf mee

Het is gelijk in de grote films'

*Luc Bloudens*

*Eindelijk ligt ze in mijn armen, onze dochter.*
*We hebben allebei een gezond kind gewild. Dat ze zo mooi is, is onze beloning omdat we dat nooit hebben verlangd.*
*Ik schrei van geluk. Fonne, mijn man, neemt mijn hand in de zijne.*
*Drieëntwintig uur heeft de bevalling geduurd. Al wat enigszins kon mislopen is ook misgelopen; de provocatie, de openingvorming, de epidurale, de bevalling.*
*'Persen mevrouw, laat je toch niet zo gaan!'*
*'Ik kan niet meer, ik ben geen beest,' kreunde ik.*
*Door het immense raam zie ik aan de overkant mensen staan die mijn bevalling volgen.*
*Ik ben gechoqueerd en vraag om de gordijnen te sluiten.*
*De gynaecologen antwoordden bits dat dat niet belangrijk is.*
*Ze waren met twee omdat de eerste het niet meer alleen aankon.*
*De tweede, een man met een miezerig staartje en een oorbel in zijn rechteroor, wordt steeds opgebiept om terug te gaan naar de bevalling die hij aanvankelijk bezig was te assisteren.*
*Hij keert niet terug.*

*Het heeft zo ontzettend veel van mijn lichaam gevraagd.*
*Alsof die dag al mijn energie uit mijn lichaam weggegaan is.*
*Ze is nooit meer teruggekomen.*

*Fonne gaat bij zijn ouders slapen. Hij is uitgeput.*
*Een onvriendelijke nachtzuster rijdt ons naar de kamer.*
*Flauwtjes, toch vriendelijk begroet ik mijn kamergenote.*
*Haar kind heet Natascha, het is een klein fragiel wezen.*
*Luna ligt dicht tegen me aan te slapen.*
*Ik probeer te vatten wat er is gebeurd.*
*Het lukt niet goed.*
*Leg mijn kleintje in het bakje in plexiglas dat voor haar bestemd is.*
*Kort nadat ik ingedommeld ben, begint ze te schreien.*
*Het is een geluid dat door merg en been gaat.*
*Ik ken haar geschrei nog niet goed, toch lijkt het me erg vertrouwd.*
*Het lukt me niet haar te troosten.*
*Misschien ben ik daar veel te onrustig voor.*
*Ze moet een verse pamper aan.*
*Ik wil rechtstaan maar mijn benen kunnen mijn lichaam niet dragen.*
*Mijn buurvrouw, Sylvie, neemt het even van me over.*
*Ik ben blij en reageer heel emotioneel.*

*Luna is ontroostbaar.*
*Ik kan echt niet meer.*
*Wanhopig voel ik me en zo verschrikkelijk uitgeput.*
*Met zeer veel tegenzin komt de verpleegster Luna halen.*
*Ze werpt me een verwijtende en vernederende blik toe.*
*Ik vind het heel erg dat Luna deze nacht niet bij mij kan zijn.*
*Voor haar moet het ook wel een schok zijn, geboren worden.*

❖

Fonne maakt me ongerust wakker.
Je komt nog te laat.
Ik ontwaak uit een haast comateuze slaap.
Hoe, in godsnaam, kom ik deze dag heelhuids door?
Ik heb koorts, keelpijn, mijn ledematen trillen en ik heb wollen benen.
Mijn hoofd is een warboel.
Het bed heeft een onweerstaanbare aantrekkingskracht.
Ik moet weerstand bieden.
Ik moet naar school.
Luna moet naar de crèche.
Uit mijn kast neem ik zonder te kijken een broek en een T-shirt met lange mouwen.
Mijn interesse voor kleren reikt niet veel verder meer dan dit.

Ik start de auto en breng Luna naar de crèche.
Halverwege het traject dat ik moet afleggen, kom ik tot de vaststelling dat ik mijn schooltas vergeten ben.
Ik keer terug en haast me.
Nu kom ik nog te laat.
Op school aangekomen snel ik de trap op.
Mijn jas hang ik slordig aan het kapstokje.
Gauw nog even een kopie maken voor de bel gaat.
Mijn hoofd is als een bokaal waar een visje in zwemt.
Door te stappen klotst het water en straks ligt het visje eruit.
Ik val van de trap.
Zeker twaalf treden lang.
Als bij mirakel kom ik er met goed wat blauwe plekken van af.
Ik ben apathisch, het raakt me niet echt.
De kinderen zijn geschrokken en wijzen me erop dat ik me voortaan goed moet vasthouden aan de leuning.

De energie loopt weg uit mijn lichaam
De vakjes van de aanwezigheidslijst zwemmen door elkaar.
Nu nog de lijst met oh ja wat ook weer?
Wie blijft warm eten en wie drinkt soep?
Wie gaat er naar huis?
Ik vergis me en moet met tipp-ex corrigeren.
Het flesje valt om.
Mijn vingers trillen en lijken het flesje niet vast te kunnen grijpen.
De kinderen zijn rumoerig.
Het lukt me niet mijn stem te verheffen en de klas in de hand te houden.
Komaan, Virginie, verman je.
Er rolt een traan over mijn wang.
Ik start de rekenles met een akelig zwakke stem.
De kinderen vragen of ik ziek ben.
Ik geef aarzelend toe.
Traag stap ik naar achteren in de klas, terwijl ik steun zoek bij de kille metalen kasten die een volledige muur in beslag nemen.
Mijn lichaam en geest lopen verder leeg.

Gered.
Er wordt geklopt op de deur.
Dat zal mijn collega zijn, die twee keer per week in de klas met me samenwerkt.
Ik vraag haar of ze kan overnemen.
Ze ziet dat het niet goed met me gaat.
Mijn grijs gelaat en mijn houding verraden dit.
Het is alsof mijn gezicht met elastiekjes naar beneden wordt getrokken.
Geen mimiek meer mogelijk.
Ik zit achteraan in de klas en probeer een eenvoudig werkblaadje te verbeteren.
Na ruim een half uur heb ik er nog geen enkel afgewerkt.
We halen de koffiepauze.
Mijn collega's dringen erop aan dat ik naar huis ga.
Stappen kan ik bijna niet meer, spreken evenmin.
Dit moet wel een goed idee zijn, veronderstel ik.
Denk in mijn plaats alstublieft, ik kan het niet meer.
Het laat me allemaal onverschillig.

Na kort overleg wordt er besloten dat de directeur me naar huis brengt.
Zelf rijden kan ik niet.

Te gevaarlijk.
De directeur vergewist er zich van dat ik wel degelijk binnen geraak.
Ik heb de kracht niet hem te bedanken en afscheid te nemen.
Hij zal tegen me gesproken hebben in de auto.
Hopelijk heb ik geantwoord op een behoorlijke manier.

Op handen en voeten kruip ik de trap naar boven.
Het moet onnoemelijk lang geduurd hebben.
Ik sleur me verder tot aan mijn bed.
Laat me vallen en verdwijn.

Uren later word ik wakker.
Fonne is er.
Het is avond.
Hij brengt me naar de dokter.
Ze schrikt als ze me zo ziet.
Fonne doet het woord.
Ik mag veertien dagen thuisblijven.
Hij ondersteunt me op weg naar buiten.
Het enige waar ik kan aan denken is mijn bed.
Ik wil slapen en met rust gelaten worden.

❖

*'Soms sta ik 's morgens op en dan kan ik bijna niet lopen, ook praten en denken is dan moeilijk.'*
*'Gaat dat gevoel over naarmate de dag vordert?'*
*'Neen, het blijft een paar dagen zo. Daarna ben ik weer gewoon.'*
*'Ben je depressief?'*
*'Neen, ik voel me evenwichtig en gelukkig.'*
*'En je kind, kan je voor haar zorgen?'*
*'Normaal wel, alleen als ik zo'n crashdag heb neemt Fonne het volledig van me over.'*
*'Eet je goed?'*
*'Ja, normaal denk ik.'*
*'De dagen dat je goed bent, ben je dan ook vlug moe?'*
*'Neen, ik denk het niet.'*
*'Mogelijk heb je een ijzertekort. Ik schrijf je een ijzerkuur voor. Veertien dagen dagelijks een spuit. De bevalling heeft teveel van je lichaam gevergd. Met die spuiten knap je wel gauw weer op. Kom over drie weken terug.'*

Ik verlaat de praktijk van Elza, mijn huisdokter.
'Een ijzertekort,' mompel ik.
Dat verklaart alles.
Mijn moeder had dat ook toen ik geboren werd.
Veertien dagen een pepkuur volgen en ik ben weer de oude.
Het is een geruststelling dit te weten.

*'Voel je je beter?'*
*'Neen. Ik heb nog zo'n aanval gekregen.'*
*'Hoe lang duurde die?'*
*'Een paar dagen, daarna was ik weer goed.'*
*'Ben je in het algemeen vlug vermoeid?'*
*'Dat valt wel mee.'*
*'Hoe voel je je voor de rest?'*
*'Dat gaat wel. Niet super maar zeker ook niet slecht. Die aanvallen maken me bang. Alsof ik geen greep meer heb op mijn eigen leven. Ik wil geen wrak zijn. Ik wil altijd voor mijn kind kunnen zorgen. Ik ben dit beu.'*
*'Ik acht het niet onwaarschijnlijk dat je een postnatale depressie hebt. Je bent altijd heel gevoelig en emotioneel geweest. Zo'n bevalling maakt veel gevoelens los.*
*Ik schrijf je Prozac voor. .*
*Ik zie je volgende maand terug. Het beste.'*

Deze keer ben ik er niet zo gerust in.
Een postnatale depressie?
Ik voel me helemaal niet depressief!
Ik kan het weten want ik had ooit een depressie.
Ik ben uitgeput, mijn lijf wil niet mee.
Ik voel me echter volkomen gelukkig en evenwichtig.
Die aanvallen moeten natuurlijk ergens uit voortkomen.
We zullen zien.

*'Hoe gaat het?'*
*'Niet zo goed. Prozac heeft niks geholpen.*
*Dikwijls ben ik heel erg uitgeput.'*
*'Ben je altijd moe?'*
*'Neen, soms heb ik weer één van mijn beruchte aanvallen.*
*Als ik zo ga werken lukt het me niet de dag door te komen.'*
*'Ik acht het niet onwaarschijnlijk dat je klachten toch psychosomatisch zijn.*
*Ben je nog in psychoanalyse?'*

*'Neen, ik wil wel weer contact opnemen met mijn analiste.'*
*'Je hebt niets te verliezen. Mogelijk heb je iets niet verwerkt. Moeder worden is een zeer ingrijpende gebeurtenis. Je klachten zijn zo vaag. Als je nu altijd moe zou zijn dan kon ik eventueel een verklaring vinden.*
*Jij hebt zovele gewone, normale dagen.*
*Ga terug een periode in therapie. Dat kan zeer verhelderend zijn.*
*Misschien houden je klachten op.'*

Jezus, ben ik nu echt een hopeloos geval?
Dat heeft dan vijf jaar psychoanalyse gevolgd en slaagt er nog in om knetter te zijn.
Hier is iemand behoorlijk fout.
Is het dokter Elza, of ben ik het?
Ik dacht dat ik rust en evenwicht had gevonden door de analyse.
Zeg dat het niet waar is, want dan komt het nooit meer goed met me.
Natuurlijk ben ik wel blij dat ik terug in analyse mag.
Het is zo vertrouwd; het huis, de sofa, de geur en de stem die me houvast geeft.

❖

Ik kom thuis na een bezoek aan ma (mijn schoonmoeder).
Was te moe om te blijven.
Het was te warm.
Te druk.
Wel leuk, maar ik kon het niet aan.
Goed rusten nu.
Dan kan ik vanavond misschien toch naar de keramiekles.
Ik heb koorts.
En overal pijn in mijn spieren.
Mijn armen en benen tintelen.
Het zal me niet lukken om boven om de tien minuten te gaan plassen.
Ik neem een helrode emmer en een rol wc-papier en zet die in de keuken.
Ik schaam me niet, daarvoor ben ik te moe.
De rustige muziek die ik juist heb opgezet doe ik terug uit.
In de lange zetel leg ik me onderuit.
Mijn ogen verstop ik onder mijn goedkope zonnebril.
Het licht pijnigt mijn ogen.
Ik begin te schreien.
Fonne is wanhopig.

Alles lijkt zo uitzichtloos.
Niks is erger dan onzekerheid.
Het is dodend.
Wat dit rotte lichaam van me ook heeft, ik wil het weten.
Is het kanker?
Is het MS?
Is het AIDS?
Is het psychosomatisch?
Zeg het me met zekerheid.
Ik zal mijn lot met waardigheid dragen.
Maar laat me niet in het ongewisse.

Tegen beter weten in rijd ik naar de tekenschool.
Haal mijn pot onder het plastic vandaan.
Het valt me moeilijk de klei te kneden.
Het is zo warm hierbinnen.
Mijn handen doen pijn.
Er wordt gelachen en gepraat.
Ik ben er niet echt bij.
Het valt me zwaar de conversaties te volgen.
De woorden lijken alle betekenis verloren te hebben.
Het doet me goed al die vertrouwde gezichten te zien.
Ze maken zich zorgen om mij.
Ik ben zo bleek en zo mager geworden zeggen ze.
Het gaat niet.
Ik ga naar huis.
Bedek mijn pot onder de plastic zak.
Maak die met wasknijpers goed dicht.
Dag.

❖

Het is winter.
Ben nu een tijdje terug aan het werk.
Ik heb steeds minder energie.
Het werken valt me zwaar, fysiek dan, want ik ben graag bij mijn kinderen.
Het zijn lieve kinderen, de kinderen van dit tweede leerjaar.
Ik ben erg aan hen gehecht geraakt en zij aan mij.
Het klikt tussen ons, dat heb je niet met elke klas.

Toch is het alsof ik alle momenten ga knappen, mijn lichaam het zal begeven.
Vorige lente, toen ik na de bevalling terug ben gaan werken, ben ik op een dag ineengezakt.
De kleuters die ik toen onder mijn hoede had, waren een video aan het bekijken.
Het was de vrijdagmiddag die aan de paasvakantie voorafging.
Mijn collega's en ik zaten gezellig samen in de refter.
De kinderen waren rustig.
Ik ben toen door mijn benen gegaan.
Ik was me bewust van al wat er rond me gebeurde en van wat gezegd werd.
Stappen ging niet meer en ik kon niet uitdrukken wat ik voelde.
Roerloos lag ik languit op de grond.
Ze hebben een ziekenwagen gebeld.
Die bracht me naar het universitair ziekenhuis.
De dokters vonden niet wat er mis was.

Ik schreef die dagen van uitputting toe aan de zwangerschap en bevalling.
Had toen maar heel af en toe een crashdag.
Meestal ging het wel.
Blijkbaar gaat het tegenwoordig steeds slechter met me.
Werken gaat moeilijk, het huishouden is een absolute ramp.
's Avonds kan ik gelukkig in de zetel ietwat recupereren.
Gelukkig kookt Fonne en hoef ik me daar weinig van aan te trekken.
Ik lig languit in de zetel met Luna dicht bij me, onder het vertrouwde roestbruine deken.
Het lijkt wel een ritueel geworden te zijn.
Ze ruikt zo lekker, dat kleintje van ons. Een zoete mustellageur.

Ik zeg dokter Elza dat het zo niet verder kan en ze schrijft me een periode rust voor.
Er moeten testen gebeuren 'om mijn klachten te kunnen objectiveren' zoals dat zo mooi heet.
Fonne ondersteunt me in het naar buiten gaan.
Ze woont enkele dorpen verder, mijn lieve dokter.
Een te grote afstand voor haar om op huisbezoek te komen.
Dat maakt dat ik soms in een ellendige toestand bij haar aankom.
Niet gemaquilleerd, bleek, zwartomringde ogen en in een outfit die veel te wensen overlaat.
Ik voel me slecht omdat ik weer thuis moet blijven. Ik ben nog geen maand

geleden veertien dagen thuis geweest omdat het niet meer ging. Straks verlies ik mijn werk nog.
Wat verfoei ik mezelf. Ik heb niet eens de energie om opstandig te zijn.

De Mattheüspassie staat op. Het herinnert me aan mijn studententijd aan het conservatorium.
Een knaapje van veertien met een waanzinnige mooie stem, zingt de sopraanpartij.
Het raakt me.
Niks mooier dan Bach. Ik kom tot rust en neurie de koraal 'Mache dich mein Herze rein' zacht mee.
Ik sluit mijn ogen.

❖

*Donderdagavond éénentwintig uur.*
*Het is beurtelings parkeren in deze straat. Ik zet me aan de overkant en dim de lichten. Even wachten tot die song eindigt.*
*Ik gluur naar de vertrouwde villa en vang een glimp op van de woonkamer.*
*Alles in dit huis is stijlvol; de trap, de verlichting, het meubilair.*
*De indeling van het huis is recent veranderd. Toch merk ik daar niet veel van.*
*Men deed hier zijn best te suggereren dat alles bij het oude bleef om vooral een neutrale indruk na te laten. Nieuwsgierig en geamuseerd neem ik de veranderingen in mij op. Belangrijke verandering voor mij is dat er nu een toilet is voor de patiënten.*
*Zo moet ik me niet meer schamen als ik weer eens mijn plas niet kan ophouden.*
*Gereserveerd maar vriendelijk steekt ze haar hand uit. We staan een beetje verder uit elkaar dan andere mensen die elkaar begroeten.*
*Ze is weer mooi. Haar pasgewassen zwarte haar is gezond en blinkt.*
*Zoals altijd draagt ze ontwerperskleren. Effen stoffen en donkere kleuren.*
*Haar dure geur vult discreet de kamer.*
*Ik mag gaan liggen op de vertrouwde divan.*
*Ze vraagt me waarom ik terug ben gekomen.*
*Ik vertel haar over mijn aanvallen. Over de angst die ze teweegbrengen en de boosheid.*
*Ze informeert naar Luna.*
*Ik laat me zeer positief over Luna uit.*
*Mijn vader zijn gezondheid baart me zorgen. Dat vertel ik haar ook.*

*Ook zij acht het waarschijnlijk dat mijn klachten psychosomatisch zijn.*
*Ik had niet anders verwacht uit de mond van een psychoanalist, vertel ik haar.*
*Ze lacht bescheiden.*
*Met haar nagels probeert ze een vlekje op haar rok weg te krassen.*
*Het geluid irriteert me maar ik durf het haar niet te zeggen als ze me plots vraagt waar ik aan denk.*
*Doorgaans denk ik aan zeven dingen terzelfdertijd. Ik selecteer er drie van en vertel ze haar.*
*Dat de kleur van de muren mooi is. Dat dat mysterieuze heiligenbeeldje weer een andere plaats heeft gekregen. Dat ik blij ben dat ik hier weer ben.*

*Ze poneert voorzichtig de stelling dat mijn aanvallen te maken zouden kunnen hebben met Luna.*
*Dat het haar intrigeert hoe ik me enkel positief uitlaat over mijn kind.*
*Daarin heeft ze gelijk, dat besef ik nu. Ik idealiseer Luna misschien wel.*
*Het is wel een gemakkelijke en lieve baby natuurlijk.*
*Ze zal toch soms wel mijn keel uithangen, vraagt ze zich af. Het lijkt alsof ik dat niet onder ogen kan zien.*
*Ook nu hoop ik dat ze het bij het rechte eind heeft.*
*Dat mijn lichaam stopt met zijn pathetische en zielige shows nu ik dit van mezelf te weten ben gekomen.*
*Deze vrouw heeft mij gedurende jaren de juiste inzichten doen verwerven.*
*Door haar heb ik rust en evenwicht gevonden.*
*Deze keer ben ik er niet zo gerust in.*

❖

Het is allemaal zo verwarrend.
Ik werk voltijds, wordt ziek, herstel, herval, herstel.
Was beter langer thuis gebleven en had dan pas het werk hervat.
Ik voelde me beter.
Wie zegt dat ik na een langere periode van ziek zijn nadien ook niet was hervallen?
Dacht echt dat 'het' weg was.
Wat het ook is dat in mijn lijf is binnengedrongen, het lijkt aan me vast te klitten.
En ik wil er van af.
Ik stel het me niet zomaar voor in mijn kop.
Het is mijn lijf.
Het is mijn lijf.

❖

Het is twaalf februari.
Vandaag verjaart Luna.
Eén jaar wordt ze.
Ik wil deze dag niet zomaar voorbij laten gaan.
Ik koop een taart en één kaarsje, wat slingers en ballonnen.
We hebben een paar heel intieme vrienden uitgenodigd.
Toch voel ik me vandaag te zwak en te ziek om ze te ontvangen.
Ik twijfel of ik ze afbel.
Kan ik niet maken.
Ik verlang er ook naar hen te zien.
Dan hang ik maar wat in de zetel.
Misschien val ik er nog wel door.
Ik kam Luna haar korte gouden haar.
Doe haar een velouren salopet aan.
Strik de veters van haar stoere laarsjes.
'Je bent jarig! Hiep hiep hoera!'
Ze begrijpt het niet.
Krijgt cadeautjes.
Kusjes.

Eén jaar geleden was ze er nog niet.
Het is zo vlug gegaan.
Ze zegt al een paar woordjes en kan staan.
Ik kan me geen leven meer indenken zonder haar.
Wat een vreugde brengt zo'n kind toch in huis.
Het vergt veel van me.
Veel energie.
Was ik maar gezond.
Kom, het is een feestelijke dag.
'Wie wil er koffie, wie thee?'
Mijn ouders bellen aan en komen Luna een cadeautje brengen.
Ze is blij en weet met zichzelf geen blijf meer.
Zoveel gezichten, zoveel cadeautjes.
Gisteren hebben we haar verjaardag met mijn schoonouders gevierd.
Een gezellig feestje in alle rust.
Ik kan het niet aan alle mensen samen uit te nodigen.

Fonne maakt haar fruitpap klaar.
Hij geeft het haar met veel zorg.
Oeps, pap op haar salopet.
Pech, dan moet ze zo maar besmeurd blijven.
Ik kan niet naar boven en terug naar beneden.
Het stoort me, ik ga toch.
Doe haar een jurkje aan.
Er is veel lawaai.
Nu ja, lawaai, wat stemmen en rustige achtergrondmuziek.
Het is te druk.
Ik voel dat ik achteruit ga.

Verzamel mijn laatste krachten en ga even rusten boven op bed.
Neem Luna mee, ze gaat ook een dutje doen.
Ik word nog geen uur later wakker en voel me beter.
Ga terug naar beneden.
Geniet.

## Hoofdstuk 2

'Di due rai languir costante
Par piacere ed è tormento.
Deh mi rendi arciero nume
'Meno amante e piu contento.'

*Uit: opera sconosciuta: aria in foa 28*

*Antonio Vivaldi*

*Een maand later*

Fonne wordt wakker en maakt aanstalten om te vertrekken naar zijn werk.
Hij kust me dag.
Ik weiger wakker te worden.
Liefst zou ik dit deel van de dag overslaan.
Mijn hersenen lijken een suikerspin midden in de storm.
Mijn handen en benen trillen niet zichtbaar.
Het is een venijnige en aandachteisende gewaarwording die ik haat.
Mijn koorts neem ik nooit, welke zin heeft dat nog.
Als ik mijn ogen open zie ik zwarte plekken. Het kost me moeite de dingen stilstaand te zien.
Ook vandaag word ik wakker met keelpijn.
In mijn onderbuik voel ik een vage pijn.
Af en toe wordt er in één van mijn organen geprikt.
Wellicht is de infectie op mijn urinewegen en nieren terug van weggeweest.
Zou het me vandaag lukken normaal te stappen?
Word ik naar de grond gezogen of zal ik gewoon rechtop mijn dag kunnen beginnen?
Ik sleur mij naar het toilet.
Hier zit ik nu al een tijdje.
Ik heb de kracht niet terug op te staan.
Dat debiele vrouwenblad dat hier al maanden ligt heb ik nog altijd niet uitgelezen.
Tweehonderd keer heb ik erin gebladerd en artikels gelezen en nog komt niets me bekend voor.
Luna slaapt nog.
Ze ligt op haar buikje met de knieën ingetrokken.
Zachtjes snurkt ze en speelt met het wasticket van haar krokodil.
Zoals elke morgen schrik ik van mijn spiegelbeeld.
Vandaag herken ik mezelf wel goed.
Mijn gezicht is bleek en getrokken.
Ik lijk tien jaar ouder geworden.
Mijn haar is futloos, de blik in mijn ogen is dof.
Zucht.
Nog een uurtje slapen.

Ik moet opstaan want Luna moet voor negen uur binnen in de crèche.
Ze moet eerst nog eten en in bad.

Gisteravond was ik veel te uitgeput om dat nog te doen.
's Avonds te uitgeput en 's morgens te ziek.
Ik wissel dan ook af. Soms doe ik het 's morgens, soms 's avonds.
Rustig zeg ik haar naam.
Ze rekt zich uit en probeert onmiddellijk recht te staan. Steekt haar beide armpjes uit en lacht me goedemorgen.
Héérlijk moment van de dag.
Moeizaam neem ik haar in mijn armen.
Ik kus haar en geniet van haar warme lichaampje.
Ik werk een heleboel handelingen af zonder het te beseffen.

Pyjama uit.
Pamper uit.
Washand nemen.
Inzepen.
Wassen.
Oké, mijn hersenen doen weer mee.
Luna speelt in bad. Ze pletst met haar beentjes en kraait van plezier. Ze wilt drinken van de pul shampoo. Ik verbied het haar. Te laat.
Ik geniet van haar vrolijk zijn en van haar aanwezigheid.
We lachen naar elkaar terwijl ik uitrust op de rand van het bad.
Nu komt het zwaarste: haar terug uit bad tillen, aankleden en haar dan de trap afdragen.
Ze vindt het niet erg dat ik dat zo traag doe.
Zo kan ze met haar handjes de muur aanraken.
Voelen hoe dat aanvoelt, azuurblauw.
Ze knijpt in mijn neus en zegt: 'neus.'
De trap lijkt niet te eindigen, maar ik weet dat dat gelukkig wel steeds het geval is.

Het ontbijt lukt wel, ik begin me iets beter te voelen.
Zalig kind hebben we toch.
Ik kus en knuffel haar en neem haar babygeur in me op.
Onze bestelwagen staat verkeerd geparkeerd voor de deur.
Een meevaller, nu hoef ik de straat niet over te steken.
Om de hoek stop ik. (De crèche bevindt zich op tweehonderd meter van ons huis.)
Ik til Luna uit de auto.
Dit valt me elke ochtend letterlijk het zwaarst.

Ze is zoals gewoonlijk heel vrolijk en zwaait iedereen dag.
Zonder enige moeite neemt ze afscheid van mij.
De kinderverzorgster groet me beleefd en ik vermoed medelijden.
Ik doe mijn best zo normaal mogelijk de speelplaats over te steken.
Hopelijk kijken ze niet meer.
Ik voel me dronken.
Mijn stappen zijn hoog.
Mijn voeten lijken met lange draden aan de voetpadstenen vast te hangen.
Bed. Bed.
Ik wil slapen.

Het is middag.
Vlug kleed ik me aan want een collega komt me halen om een broodje te gaan eten.
Gelukkig voel ik me iets beter dan vanmorgen, maar nog erbarmelijk.
Afzeggen wilde ik dit afspraakje niet, want ik heb er naar uitgekeken.
Sommige mensen heb ik recent leren kennen, zoals deze collega.
Ze houden regelmatig contact.
Het betekent veel voor me.
Ze vertelt over de uitvoering van de kindermusical die zij regisseerde en waarvoor ik de liedjes schreef.

Mijn chef, de directeur van de school, komt in het restaurantje binnen met zijn slanke vrouw. Hij feliciteert me met het gedichtenbundeltje dat ik voor kinderen heb geschreven.
Ik stuurde het hem op samen met een afscheidsbrief.
Ik voel me vereerd, zielig en schuldig terzelfdertijd.
Mag je nog uit gaan eten als je ziek bent?
Wel te ziek om te werken, maar op restaurant gaan kan ze wel.
Ik weiger het me aan te trekken.
Deze beminnelijke man neemt daar geen aanstoot aan.

Ik kom thuis en plof neer achter de computer.
Verdomme. Zit ik hier op mijn PC te schrijven en weet ik ineens niet meer hoe ik een vraagteken moet typen. Na twee jaar dactyloles en tien jaar typervaring.
Vijf minuten kost het me.
Mijn beeldscherm begint te bewegen.
Mijn nek en schouders en onderrug doen ondraaglijk veel pijn.
Ik ben misselijk.

Mijn handen lijken te verkrampen.
Ben uitgeput.
Ga slapen.

Ik word wakker en voel me kiplekker.
Impulsief beslis ik een oude kennis in het ziekenhuis op te zoeken.
Om de één of andere reden voel ik me zielsverwant.
Ze gaat bevallen en is net als ik al maanden zwak en ziek.

Dokter Elza klopt op de deur.
Ik ben blij en wat onwennig haar buiten haar kabinet te ontmoeten.
Ik wil dat ze me vasthoudt.
Dat ik kan uithuilen in haar zachte armen of dat ik ontwaak en me realiseer dat ik gedroomd heb.

Waarom lig ik niet in het ziekenhuis, dan kon ze mij komen bezoeken.
Ze weet dat ze veel voor me betekent.
Twee keer nam ik een goedkoop bosje GB- bloemen mee op consultatie.
Verlegen stopte ik die in de wachtzaal onder mijn stoel.
Je zou gewoon een afspraak met haar maken om even te kunnen babbelen.
Hoe zou zij haar vakantie doorbrengen? Welke TV-programma's zouden haar voorkeur genieten? Is ze soms bang, of verliefd?

Alle energie loopt langzaam weg uit mijn lichaam.
Waar naartoe?
Mijn tong lijkt twee keer zo dik en zo zwaar te worden.
Zou het opvallen.
Ik martel mezelf door nog te blijven zitten. Want, hoe geraak ik in godsnaam ooit nog terug thuis?

Ik wandel door kilometers lange watten die me volledig omringen.
Ben draaierig en dronken.
Uitgeput.
Gelukkig valt onze blauwe bestelwagen echt wel op in een zee van personenwagens.
Zo hoef ik nooit echt lang te zoeken.
Ik wil een invalidenkaart.
Men zegt mij dat ik er geen recht op heb.
Mijn stuur glipt uit mijn handen.

De auto maakt bruusk een zijsprong.
De witte lijnen op straat dansen.
't Is file.
SHIT.
Een immense vrachtwagen ontwijkt me en claxonneert minutenlang.
Hoe geraak ik ooit nog thuis.
De radio zet ik hard.
Misschien verdrijft die al deze onwezenlijke gevoelens.
Het irriteert me.
Ik zet de radio af.

'Dag Fonne, hier ben ik weer.
Dag Luna, lief kind, mama is ziek.'
Ik kom tot rust terwijl ik languit in de zetel samen met Luna naar TikTak kijk.
'Fonne, doe jij pamper en fles.
Hoe was jouw dag?
Mijne was goed alleen een beetje moe nu.
Ik denk dat ik nog net de tafel haal om te komen eten.
Het gaat echt niet goed.'

Zalig, in bed liggen.
Eindelijk rust en Fonne dicht bij mij.
Ik ben gelukkig.

Het is twee uur en nog altijd lukt het me niet in te slapen.
Op mijn buik, rug, linkerzij, rechterzij, terug buik.
Even plassen.
Raam weer dichtdoen.
Tanden poetsen.
Naar beneden. Ik voel me kiplekker.
De schikking van onze leefruimte bevalt me niet.
Ik verplaats een aantal meubelstukken en geniet.
Het boek waarin ik halfweg was lees ik in één ruk uit.
Ik zet ritmische wereldmuziek op en dans met blote voeten op het tapijt.
Mijn vage spiegelbeeld in de schuifdeur bevalt me gedeeltelijk.
Wat ben ik weer dik aan het worden.
Ik dans wel leuk.
Het is vier uur, 't holst van de nacht.
Terug naar bed.

Op straat hoor ik een portier dichtslaan.
En nog één.
Mensen fluisteren en zoeken hun sleutels.
Het geluid van hoge hakken sterft uit.
Net als ik een beetje ingedommeld ben hoor ik de sirene van een ziekenwagen akelig dichtbij. Het licht van het ijskoude blauwe zwaailicht schijnt om de paar seconden in onze kamer.
Het duurt even voor ik besef wat er aan de hand is.
Ik sta terug op en gluur door het raam.
Onze buurman van schuin tegenover ligt op een draagberrie.
Ze dragen hem in de ziekenwagen. Zijn vrouw ziet er lucide uit. Ze is bang.
Ik ook.
De ziekenwagen rijdt weg.
Het geluid van de sirene klinkt steeds valser en stiller.

Ik word gewekt door het lawaai van een auto die zeer traag rijdt.
Mensen roepen elkaar toe op straat.
Achter het gordijn kijk ik slaapdronken naar wat er gebeurt.
Ze brengen het reclameblad rond.
Nog maar eens naar het toilet.
Ik bedek het lichaam van Luna met haar gele dekentje.
Kus haar zacht op het voorhoofd.
Het raam in de slaapkamer moet dicht.
Ik ben onrustig en moe.
Het is bijna ochtend.

❖

Waar zijn mijn sleutels nu weer in godsnaam?
Handtas, even schudden, neen ik hoor ze niet. Even voelen diep op de bodem.
Op de trap? No.
In de Marokkaanse schaal op tafel?
Op de salontafel?
In het rechter bovenzakje van mijn jeansvest?
Nog op de deur?
Verstrooid achtergelaten in de auto?
Aan de telefoon?
Achter de kussens van de driezit?
Luna?

Handtas omkeren.
Wat een rotzooi, neen, ze zitten er niet tussen.
Daar zijn ze!
In het flinterdunne zakje van de winkel tussen het volkoren brood en de tweehonderd gram jonge kaas liggen mijn sleutels.
Dat zoeken put me uit.
Ik leg me neer en rust vooraleer ik wegga.

Drie uur later word ik wakker uit een diepe slaap.
Ik denk dat ik thuisblijf.
Ik crash.
Laurie, het zwarte meisje waar ik gitaarles aan geef, bel ik af.
Haar les wordt voor de derde keer verplaatst.
Ze vindt het niet erg.
Ze zal me komen bezoeken als ik beter ben.
Het is alsof een gevallen fles cola in mijn hoofd aan het schuimen is.
Over mijn hele lichaam lopen ondefinieerbare beestjes die me prikken.
De telefoon gaat.
Ik kan hem niet opnemen.
Het gerinkel is tergend.
Fonne, lieve schat van mij, kom gauw naar huis.

Toch voel ik me helemaal niet depressief.
Integendeel, ik ben gelukkig.
In dit huis woon ik graag.
Van deze muziek hou ik.
Al is mijn lichaam een wrak, mijn geest krijgen ze niet klein.

❖

Een collega belt me op om te vragen hoe het met me gaat.
Ik doe heel hard mijn best om te antwoorden.
'Het gaat wel,' lieg ik traag.
Hij vertelt me dat ze niemand vinden om mij te vervangen.
Twee weken zullen de kinderen van vijf verschillende leerkrachten les krijgen.
Het kan niet anders.
Na de vakantie hebben ze iemand.
Ik leg moeizaam de hoorn neer.
De zwoele stem van deze oudere collega waar ik zo op gesteld ben. Het nieuws

dat hij me zojuist vertelde. Ik schrei.
Ik mis de kinderen.

Wat vervloek ik mijn lichaam.
Wanneer houdt deze ellende op?
Ik heb overal verlammende pijn.
Er moet iemand komen of ik doe mezelf iets.
Ik kniel voor de zetel en begin te huilen.
Ophouden kan ik niet, dit is sterker dan mezelf.
Ik roep en klaag dat het moet ophouden, dat het niet rechtvaardig is.
Ik ben het ZO BEU!!!!!
Eén hoopje miserie ben ik nu.
Op handen en knieën probeer ik boven te geraken.
Het lijkt alsof ik door de hel kruip.
Want zien kan ik niet goed en overal doet het pijn.
Meer uitgeput dan dit kan een mens niet zijn.
Zelfmedelijden is moordend.
Veilig haal ik mijn bed.
Het is veel te licht in de slaapkamer.
Ik zet het donkerblauwe vliegtuigbrilletje op dat aan een spijl van mijn bed hangt.
Vandaag kom ik niet meer uit bed.
Zo diep ik kan kruip ik onder het donsdeken.
Slaap de ziekte en ellende weg.
Hier stop ik met leven.

Ze zijn al zo talrijk geweest.
De crashdagen.
De dagen van uitputting en pure ellende.
Van pijn.
Van lelijk zijn en oud.
En vooral: zwijg.
Dit hoeft niemand te weten.
Niemand zou het geloven.
Men zou het niet willen weten.
Dit is mijn geheim.
Alleen Fonne kent dit geheim te goed.

❖

Leuke post ontvangen we tegenwoordig.
Factuur van de garage: dertigduizend frank.
Factuur van het ziekenhuis: tienduizend frank
Twee facturen van de crèche: negentienduizend frank.
Een aanmaning om het bedrag van vijfentwintigduizend frank terug te betalen.
Het werd mij door het ministerie verkeerdelijk uitgekeerd.
Het ziekenfonds had dat moeten doen.
De stem van het ministerie waarbij ik telefonisch geïnformeerd had, beweerde nochtans dat zij die periode nog gingen bezoldigen.
De mutualiteit weigert dit bedrag te betalen wegens te laat ingelicht.
Mijn ouders zijn bereid mij een bedrag te storten om ons uit de nood te helpen.
Mijn schoonouders geven ons het resterende, grootste deel dat nog betaald moet worden.
Mijn dankbaarheid is grenzeloos.
Alsof chronisch ziek zijn nog niet erg genoeg is.
Moeten ze het ons financieel nu echt zo moeilijk maken?
Vanavond keramiekles, ik kijk er naar uit.
We moeten een alledaags gebruiksvoorwerp namaken in klei.
Ik kies voor mijn mascarapotje.
Een heel eigenzinnig voorwerp uit de HEMA.
In klei werken doe ik wel graag, het brengt me tot rust.
De mensen uit de keramiekklas zijn leuk, we zijn ondertussen vrienden geworden.
We spreken regelmatig eens af buiten de school.
Het zijn schatjes.
Het vergt weer teveel van me, het kleien.
Na anderhalf uur vertrek ik terug naar huis.
Alles doet weer pijn en ik ben uitgeput.
Ik ben blij dat ik terug thuis bij Fonne ben.
Luna is nog wakker, ze heeft haar pyjama aan.
Ze draait rondjes bij het horen van de muziek van Fonnes nieuwe CD.
Fonne zet de muziek automatisch af als ik binnenkom.
Hij weet dat het me letterlijk ziek maakt, die drukke repetitieve muziek.
Op tafel ligt er een beeldend werk met afwassponsjes.
Het verrast me aangenaam.
Wat is hij toch bodemloos creatief, die Fonne van me.
Ik geef ze beiden een kus, neem Luna op mijn schoot en ga languit in mijn vertrouwde zetel liggen. Diepgelukkig ben ik.

❖

Ik word wakker op een andere planeet.
Op een broeierig, vibrerende, warme plank.
Ik ben alleen in deze ruimte.
Mijn hoofd richt ik op.
Tevergeefs, het valt.
Mijn kind, mijn kind, ze huilt.
Zou het me lukken tot bij haar te komen?
Ik pijnig mijn lichaam en gooi moeizaam mijn loodzware benen uit bed.
Mijn handen houden krampachtig de spijlen van het bed en verder de muur vast.
Ik zak door die ellendige benen van dit ellendige lichaam.
Val.
Fuck!
Het is terug!
Het gehuil echoot rondom mij.
Ik zou haar willen troosten.
Het lukt me niet.
Ik bundel mijn laatste krachten.
Sta recht.
Strompel naar haar kamer.
Ik houd me vast aan de muren.
Ze lacht naar me.
'Pakken, pakken.'
Mijn lieve kind.
Misschien lukt het me wel.
Ik neem haar op.
Het is alsof ze honderd kilo weegt, die baby van me.
Hoe ik die trap ben afgeraakt kan ik me niet herinneren.
Ze spreekt tegen me.
Ik kan het niet vatten.
O ja, die pamper, dat lukt niet.
Ik selecteer de dingen die het belangrijkst zijn.
Mijn kind heeft honger.
Hoe geef ik haar in godsnaam te eten.
Mijn krachten zijn op.
Met het laatste beetje energie begeef ik me naar de telefoon.
Draai het nummer van de crèche.

Ik maak driewoordzinnen.
'Mevrouw, Virginie Gyselinck.
Mama van Luna.
Ik ben ziek.
Kom Luna halen.
Alstublieft.'
Ik schrei.
Vijf minuten later wordt er gebeld.
De verantwoordelijke van de crèche is daar.
Ze kleedt Luna aan en neemt haar mee.
'Vanaf nu zullen wij voor haar zorgen.
Wij kunnen dit niet langer aanzien.
U kunt haar brengen aan het minimumtarief.
Alles is geregeld.'
Deze vrouw redt mijn gezin.
Ik ben haar erg dankbaar.

Ze zijn weg.
Luna's schoentjes liggen kriskras op de mat.
Wat voor een moeder ben ik toch.
Ik kan niet eens zelf voor mijn kind zorgen.
Voor het eerst komt de gedachte aan zelfmoord in me op.
Dit houd ik geen heel leven vol.
Misschien zijn ze beter af zonder mij.
Komaan, probeer te relativeren.
Dit blijft niet duren.

Ik bel mijn moeder op.
Zij weet met zoveel ellende geen raad.
Ze insinueert vriendelijk dat het psychisch is.
Oké, ik ben wel gevoelig en labiel.
Maar dit is anders.
Ik neem afscheid en leg teleurgesteld de hoorn neer.
Stort in elkaar.
Lig daar roerloos op de grond, in foetushouding.
Ziek, door en door, uitgeput en ziek.
Ik schrei zacht en heftig en verfoei mijn zieke lichaam.
Ik wil ophouden te leven.
Al die tijd was ik vrolijk en sterk.

Nu wordt het me teveel.
Zoveel lijden kan ik niet meer aan.

Een paar uur later word ik nat in het zweet wakker.
Ik ben rustig geworden en kan opnieuw relativeren.
Een moeder die werkt brengt haar kind ook naar de crèche.
En we gaan met de onderzoeken verder tot men iets gevonden heeft.
Daarna start er een behandeling en genees ik.
Ik mag me nooit meer zo laten gaan.
Het vergt teveel energie.

Mijn zus belt me op om te informeren hoe het met me gaat.
Ik vraag haar waarom ze net nu belt.
Mijn moeder heeft haar gevraagd om onmiddellijk bij me langs te komen.
Zij werkt in Brussel, vlakbij, mijn moeder woont aan zee.
Ik zeg haar dat het niet nodig is, dat ik het wel red.
Ze was bang dat ik zelfmoord wilde plegen, mijn moeder.
Haar vermoeden klopte wel, maar dat geef ik niet toe aan mijn zus.
De afstand bemoeilijkt de communicatie wel.

❖

Ik maak nog maar eens een afspraak met dokter Elza.
Zigzag op de autostrade richting kabinet.
Ze fronst haar voorhoofd en haar lichte ogen kijken me onderzoekend aan.
Wellicht denkt ze: 'daar heb je haar weer.'

*'En?'*
*'Het lukt me niet meer te functioneren op mijn werk. Ik ben compleet uitgeput.*
*Ik kan het niet meer aan.'*
*'Dezelfde klachten?'*
*'Ja, maar de aanvallen duren langer en de periodes ertussen worden steeds korter.'*
*'Ben je terug in therapie?'*
*'Ja.'*
*'Je bent op korte tijd fel achteruitgegaan.'*
*'Ik schrijf je voorlopig veertien dagen thuis. Rust goed uit.'*
*'Maak voor alle zekerheid eens een afspraak met een neuroloog.*
*Hier vlakbij in het ziekenhuis is er een goede jonge arts.'*

Ik maak het haar niet gemakkelijk.
Er is nog steeds geen enkele behandeling die soelaas kan brengen.
Deze keer is ze er zelf niet meer gerust in.
Afspraak maken met een neuroloog.
Lijkt me een goed idee.
Why not.
Misschien heb ik een hersentumor.
Doe niet belachelijk, Virginie.
Heb geen energie om na te denken.
We zien wel.

We parkeren de auto op de betaalparking van het plaatselijke, vernieuwde ziekenhuis.
Een jonge grote arts heet ons welkom in zijn praktijk.
Hij is mooi en boezemt me vertrouwen in.

*'Ik ben doorverwezen door mijn huisdokter.'*
*'Wat is het probleem?'*
*'Ik kan niet meer functioneren. Krijg soms aanvallen die een paar dagen aanhouden.*
*Dan kan ik niet meer lopen, spreken en denken. Mijn bevattingsvermogen, concentratie en geheugen zijn erbarmelijk geworden. Voor mijn kind kan ik dikwijls niet zorgen. Ik heb de kracht niet haar te dragen. Ik heb ook last van helse spierpijnen.*
*Op één dag ga ik tot achttien keer naar het toilet.'*
*'Doet u uw kousen en schoenen even uit?*
*Loop eens op deze rechte lijn.*
*Zet je rechterwijsvinger op je neus, wissel af met je linkerwijsvinger.*
*Raak met je rechterhand je linkervoet aan en omgekeerd.*
*Steek je hand op als je de stemvork niet meer hoort natrillen.*
*Volg met je ogen mijn vinger.*
*Ik ga met een hamertje de reflexen van je benen en armen even na.*
*Is je zicht goed?'*
*'Ik draag een bril.'*
*'Heb je te kampen met problemen?'*
*'Ja, die aanvallen werken op mijn zenuwen.'*
*'Wanneer zijn ze begonnen, die aanvallen?'*
*'Na de geboorte van mijn dochtertje'*
*'Recent?'*

*'Ongeveer een jaar geleden.*
*Ik ben in psychoanalyse.'*
*'Waarom?'*
*'Omdat ik van die aanvallen heb. Mogelijk zouden mijn klachten psychosomatisch kunnen zijn, denkt mijn huisarts.'*
*'Het lijkt me weinig waarschijnlijk dat uw klachten een neurologische oorzaak hebben. Therapie lijkt me zeer verstandig.*
*Voor alle zekerheid zullen we een hersenscan laten maken. Routine, niks verontrustend. Waarschijnlijk is alles in orde. Mocht er iets zijn dan neem ik wel contact op met uw huisarts. Maak je geen zorgen, alles ziet er heel normaal uit.'*
*'Die aanvallen die ik heb verontrusten me sterk.'*
*'Ik heb de indruk dat u veel te zenuwachtig bent, doe het wat rustiger aan.*
*'Je zou van minder zenuwachtig worden. Zelfingenomen mister beauty,' denk ik geïrriteerd.*

Hij gaat er wel licht over.
Ik moet het me niet aantrekken dat ik mijn kindje niet meer kan dragen en dat ik soms niet meer kan stappen. Dat mijn hersenen tegen mijn hersenpan klotsen.
Probeer dat maar eens te relativeren.
We zullen zien na de scan, misschien komt er iets uit de bus.
Kon ik maar bewijzen dat er iets mis is.
Dat ik het niet verzin. Dat ik moedig ben.
Een diagnose zou rust brengen, misschien ook verdriet, maar dan wist ik tenminste waar ik voorsta.

❖

Watten
vlokken
hé

plassen
kruipen
draaien
slapen
vallen

wassen
kleren
zucht

wachten
schreien
niks
leegte

plassen
rillen

struikelen
steunen
vragen

Fonne helpen
naar beneden

liggen
zetel
drinken
TV
zuchten

niks
niks
vergeten
slapen

# Hoofdstuk 3

Trinidad

Dit ben ik vaak geweest:
een man op een landweg,
een man in een vliegtuig,
een man en een vrouw.

En dit ben ik vaak geweest:
een man die zich onder een steen
wou verbergen
om geen licht meer te zien.

Deze twee mannen,
ze dragen mijn koffers,
ze lezen mijn kranten,
ze verdienen mijn brood.

Samen trekken we
door het geluid en de lucht van de wereld
op zoek naar het onzichtbare standbeeld
waar ze alledrie opstaan
in de gedaante van één.

*Cees Nooteboom*

*Uit: Aas, De Arbeiderspers, 1982*

Het is vierentwintig december.
Vanavond is het kerstfeest bij mijn ouders.
Ik telefoneer naar de neuroloog die me laatst onderzocht heeft.
Vraag of ik nu meteen mag komen.
Le moment suprême om me te laten onderzoeken, want ik voel me rotslecht.
Ik heb geluk, het kan.

*'Ik wou dat u me zo zag.*
*Ik heb nu zo'n aanval.'*
*'Loop eens op die lijn.'*
*Ik val en zak bij elke stap een halve meter door mijn benen.*
*'Volg mijn vinger even.'*
*Behoorlijk scheel en misselijk staar ik richting vinger.*
*'Kun je even op het bed gaan liggen?'*
*'Neen, ik kan dat niet alleen.'*
*'Adem eens heel vlug en diep in en uit.'*
*'Ik word nog misselijker en ben draaierig.'*

*'Goed dat ik je zo zie. Nu ben ik helemaal gerustgesteld. Alles is perfect normaal.*
*Ik ben blij dat ik je zo zie stappen, het is echt wel een atypische stap die ik daar zie.*
*Het probleem is zeer eenvoudig: hyperventilatie!'*
*'Je moet minder vlug en minder diep ademen.'*
*'Ik weet hoe ik moet ademen. In mijn tienjarige zangopleiding heb ik dat grondig bestudeerd. Als ik een aanval heb ben ik nooit draaierig. Ik adem ook nooit zo.'*
*'Ja, maar de meeste mensen doen dat wel onbewust hoor. Het zou alleszins veel van je vage klachten verklaren. Al kan ik het probleem van het veelvuldig plassen en het vermoeid zijn wel niet plaatsen binnen deze context.*
*Er bestaan wel merkwaardige ziektebeelden met een hele reeks vage klachten.*
*Maar men staat bijna nergens in het onderzoek daarnaar.*
*Er is weinig over geweten.*
*In ieder geval maak ik -weliswaar om je gerust te stellen- een afspraak voor een NMR-scan.'*
*'Waar dient zo'n NMR-scan voor?'*
*'Oh, da's routine!'*
*'Wat kunnen ze daarop eventueel zien?'*
*'Multiple sclerose kan zo gedetecteerd worden. Maar maak je niet ongerust, ik ben ervan overtuigd dat er met jou niks aan de hand is. Ik zou die afspraak veel vroeger kunnen maken en toch doe ik het niet. Alles is in orde.*
*Over anderhalve maand laat je die scan eens nemen.*
*Vrolijk kerstfeest!'*

Er zijn twee mogelijkheden.
Ofwel heeft deze arts enige twijfel maar spreekt hij die niet uit, om ethische redenen.
Lijkt me onwaarschijnlijk.
Mogelijkheid nummer twee: hij neemt me niet au sérieux.
Ga door mijn dak van woede.
En waarom in godsnaam duurt het zo onuitstaanbaar lang voordat er verdere testen kunnen plaatsvinden?
Het kan wel vroeger hoor, maar het lijkt me niet dringend.
Gruwelijk onrechtvaardig vind ik dit.
Fonne komt thuis en zucht.
Ik lig languit in de zetel, Luna slaapt op mijn zachte buik.
'Dag Fonne.' Ik verwelkom hem zwakjes.
Het is donker binnen.
Ik had vandaag niet de kracht de rolluiken op te trekken.
Op tafel staan de restanten van drie maaltijden.
Hij trekt de ijskast open.
Leeg.
Geen boodschappen gedaan.
Hij zucht.
'Ik heb er genoeg van. Ik weet dat je er niet kunt aan doen, maar...,' ik onderbreek hem.
'Wacht, ik kom.' Ik strompel overeind en probeer naar de keuken te geraken.
Het lukt niet.
Hij snelt me ter hulp en zegt me geërgerd dat ik moet blijven liggen.
Slaat de voordeur achter zich toe.
Nog geen kwartier later komt hij binnen met de vertrouwde geur van frietkotfrieten.
Ik kan ze niet meer zien.
Ben ze beu gegeten.
Hij ook.
Ze smaken toch.

Hij doet de rolluiken naar omhoog.

'Hoe is dat toch mogelijk?' brult hij.
'Waar is die uitnodiging?'
'Welke uitnodiging?'
'Die uitnodiging van Luk. Ze lag op de piano.'

'Niet gezien.'
Ik hoop dat hij ze vindt.
'Ik word hier zot in dit kot.'
Hij ijsbeert door de huiskamer
Keert de hele boel om.
'En ik zoek tot ik ze vind, ik moet ze hebben.'
Hij is woedend en ik voel me schuldig.
Ik kan niet helpen zoeken.
Ik kan het me ook niet herinneren hoe die uitnodiging eruitzag.
Laat staan dat ik ze weet liggen.
'Fonne, sorry maar ik moet plassen. Help je me even recht?'
Hij zucht.
Legt Luna in de andere zetel.
'Het wordt beter Fonne. Dit blijft niet duren.'
Hij antwoordt niet, is in zichzelf gekeerd.

Ik ben nu een maand thuis en nog altijd niet gerecupereerd door te rusten.
Het staat vast dat ik zo niet kan gaan werken.
Op handen en voeten kruip ik de trap op.
Elke morgen ben ik tot aan de middag zo ziek als maar zijn kan.
Koorts en grieperig ben ik.
En ik heb vooral véél spierpijnen.
Zelfs praten kost me moeite.
Niemand kan me zeggen hoe dat komt.
Dan ga ik maar zelf op zoek.
Het is een geruststelling te weten dat ik geen hersentumor heb.
Liever zou ik nu eindelijk eens willen weten wat ik dan wél heb.
De onwetendheid maakt me gek.

In de bibliotheek haal ik een aantal boeken over MS.
De neuroloog deed zo geheimzinnig over mijn urologisch probleem. Ik wil opzoeken of dat inderdaad typisch is voor MS.
Thuis begin ik te lezen en het beangstigt me hoeveel symptomen ik herken.
Diagnose stellen is zeer moeilijk, veel patiënten lopen een hele tijd rond zonder dat dokters het probleem opmerken.

Ik vind er ook een boekje waarvan de flaptekst me aangrijpt: *Heden ik* van Renate Dorrestein. Een bekende Nederlandse schrijfster die getuigt hoe het is om te leven met het Chronisch Vermoeidheidssyndroom.

Het boekje valt me zwaar, ik lees maar een aantal bladzijden en klap het resoluut dicht.
Chronisch Vermoeidheidssyndroom, jakkes wat een akelige ziekte.
Ik herken een aantal dingen en ook een aantal niet.
Zoveel ellende, niks voor mij.

Ik maak zelf een afspraak met een neuroloog in de MS-kliniek.
Gezien de symptomen waaraan ik lijd is het niet belachelijk dergelijk initiatief te nemen.
Een ex-collega gaf me het nummer.
Niks te verliezen.
In het beste geval vindt men ook daar niet wat het probleem is.
Maar dan weet ik tenminste dat ik geen MS heb.
Ik vertel mijn huisdokter niks van dit voornemen.
Ben bang dat ze dit belachelijk zou vinden.
Het zou echter een hele opluchting zijn wél een diagnose te krijgen.
Ook al zou mijn wereld instorten, ik zou tenminste weten waar ik voor stond.
En ik zou au sérieux genomen worden door mijn omgeving.
Ik heb niet de indruk dat dat altijd het geval is.
Familieleden lijken alles te minimaliseren. Of is het verdringen?
Ik onthoud hen natuurlijk wel veel informatie.
In detail durf ik niet te treden.
Klagen en zagen over hoe erg ik er wel niet aan toe ben doe ik niet.
Daarvoor ben ik veel te ijdel.
Ik toon me alleen als het enigszins gaat. Op de betere momenten.
Als het niet gaat steek ik me weg.
Onder het donsdeken in mijn warme bed.
Veilig en in foetushouding.
Slapen en vergeten.
Hopen dat het straks beter wordt.

❖

Ik ben bang dat ik niet zomaar psychosomatisch ziek ben.
Vroeger was ik depressief, had ik crisissen.
Dit is anders.
Ik loop tegen een muur.
Mijn huisarts blijft volharden in haar overtuiging. Ik ben psychosomatisch ziek.
Ook de neuroloog is uitgesproken euforisch: ‘geen neurologisch lijden.’

Ik ben bang om Luna te verliezen.
Steeds moeten passen voor de dagelijkse opvoeding kan geen gunstige invloed hebben op haar ontwikkeling.
Misschien neemt ze het me wel eens kwalijk.
Al probeer ik te compenseren door lief en rechtvaardig te zijn.
Ik ben ook bang om Fonne te verliezen.
Fonne die niet omkan met onoplosbare vraagstukken.
Hoelang houdt hij dit uitzichtloze, zwaar belastende leven vol.
Gaat ook hij op termijn niet passen?

Ergens zou het een opluchting zijn als men MS zou vaststellen.
Dan wist ik tenminste waar ik stond.
Al zou mijn toekomst er wel ingrijpend anders uit gaan zien.
En ook, aftakeling zou de rode draad in mijn leven worden.
Stel dat men vaststelt: niets.
Hypochonder.
Uitzichtloos.
Nog veertien dagen scheiden me van het onderzoek in de MS-kliniek in Melsbroek.
Ik word zot van wanhoop.
Jonge vrouw van 26 jaar, net ruim 20 kg vermagerd na de bevalling van een onvoorstelbare, mooie en lieve baby, met een beeld van een man, een eigen huis en een leuke, mogelijk vaste job,
KAN NIET MEER NORMAAL FUNCTIONEREN

❖

*Ridge, ik ben bang om je kwijt te spelen.*
*Bang om me kwijt te spelen?*
*Ja, daarvoor ben ik bang?*
*Waarom ben je daar bang voor?*
*Nu Taylor terug is, nadat we allemaal dachten dat ze dood was.*
*Je bent wettelijk gezien nog met Taylor getrouwd.*
*Wettelijk gezien wel ja.*
*Ik ben ook met jou getrouwd.*
*Nadat je natuurlijk met Eric, mijn vader getrouwd was.*
*Ja, het is wel complex.*
*Ik ben bang dat je terug voor Taylor kiest en dat onze dochter en Erics zoon, ons gezin, het zonder vader zullen stellen.*

*Ben je daar echt bang voor?*
*Ja, daar ben ik bang voor.*
*Je hoeft niet bang te zijn.*
*Waarom niet?*
*Ik verlaat jou en de kinderen nooit meer.*
*En wat als de rechtbank uitmaakt dat Taylor je enige wettige vrouw is en ons huwelijk ontbonden wordt?*
*Ja, dat zou de zaken wel ingewikkeld maken.*
*Maar, ik kies voor jou.*
*Ik hou van jou.*
*Ik weet dat je van me houdt. Ik hou ook van jou.*
*Wat houden we toch van elkaar.*
*Ik laat je nooit meer los.*
*Ik blijf altijd bij je, voor altijd en altijd.*
*Hou me vast.*
*Ik hou je vast en laat je nooit meer gaan.*
*Wat hebben we het toch goed samen, he?*
*Ja, we hebben het echt wel goed samen.*
*Hahaha.*
*Hahahaha.*
*Er wordt gebeld.*
*Wie zou het zijn?*
*Ik weet het niet.*
*Hallo Brooke.*
*Het is voor jou Ridge, het is Taylors advocaat.*
*Taylors advocaat?*
*Ja, Taylors advocaat.*
*Hallo, Ridge Forrester.*
Generiek.

Zieke mensen worden gekweld met de meest waanzinnige series.
Niet kijken kun je denken.
Maar, wat doet iemand die alleen maar kan kijken, die niet kan bewegen en die de muren oploopt van eenzaamheid en verveling.
Juist, die kijkt TV en die zapt.
Na acht jaar zonder kabel hebben we dan toch besloten kabel te nemen.
Het is geen verbetering zou ik zo zeggen.

❖

Vandaag is het de grote dag.
Onderzoek bij professor De Laeghe in de MS-kliniek.
Zelf sluit ik psychosomatisch lijden niet uit.
Maar ik wil wel zekerheid hebben dat het niet fysisch is.
Ik heb me voldoende geïnformeerd over MS om te weten dat sommige van mijn symptomen vergelijkbaar zijn.
Ook MS-patiënten worden vaak met een kluitje in het riet gestuurd als ze hun vage klachten beschrijven bij de huisdokters en de neurologen.
Het zal voor de witte jassen ook wel niet simpel zijn een diagnose te stellen als er niets dan vage klachten zijn.
Deze diagnose verandert iemands leven echt wel ingrijpend, dus een dokter is best zeker van zijn stuk vooraleer dergelijke mededelingen te doen.

Kris, mijn hartsvriendin, vergezelt me op weg naar het kabinet van de dokter.
Dit ziekenhuis ruikt naar oude zieke mensen en vergane glorie.
In de wachtzaal observeren we een jonge dertiger die zich in een ouderwetse rolstoel verplaatst.
Een bejaarde vrouw houdt krampachtig de houten leuning vast die hier blijkbaar in elke gang bevestigd is.
Ze weigert resoluut en vriendelijk de hulp van een opgedirkte zelfingenomen bezoekster.
Ik bedwing me en neem me voor niet te huilen.
Al besef ik heel goed dat ook ik dit lot misschien zal moeten ondergaan.
Mijn keel verkrampt.
Kris zit wat verveeld in een zwart metalen designstoel uit de jaren zeventig.
Onze blikken kruisen.
We kunnen elkaars gedachten raden.

Stom van mij te denken dat deze dokter mij van mijn onzekerheid kan verlossen.
Het feit alleen dat ze me gelooft sterkt me.
De neuroloog waarbij ik eerder op consultatie was, vermeldde op de brief die hij naar mijn huisarts schreef uitdrukkelijk dat ik au sérieux wilde genomen worden.
Alsof dat zo ongewoon is.

Deze kordate en correcte dokter onderzoekt me grondig.
Het onderzoek duurt deze keer anderhalf uur. Geen tien minuten zoals bij de vorige neuroloog.

Haar oordeel luidt: goed bevonden met een paar vraagtekens.
Reflexen overgevoelig, evenwicht onstabiel, opvallend weinig kracht in armen en benen, neiging tot incontinentie, wat gezien mijn leeftijd zeer merkwaardig is.
Ze stelt inderdaad voor een NMR scan te laten nemen in het universitair ziekenhuis van Berlaar, en de evolutie van mijn ziektebeeld op te volgen. Echt uitsluitsel geven kan ze niet.

Ik voel me begrepen en ben opgelucht dat eindelijk iemand eens iets verontrustend vindt. Want geef toe, normaal is het allemaal toch niet.
Bang ben ik ook.
Stel dat ze op de NMR littekenvorming op mijn hersenen vinden.
Het betekent zo veel voor me dat Kris bij me is, wat is ze toch een zalige vriendin.

Het duurt een maand alvorens ze de NMR-scan kunnen nemen.
De wachtlijsten zijn aanzienlijk lang.
Een bange maand gaat voorbij.
Veel piekeren.
Veel alleen zijn.
Ziek zijn.
Sterven van onzekerheid.
Opstandig worden.

Fonne neemt een dag vrij om mij te kunnen vergezellen.
Dit onderzoek is van cruciaal belang.
We wachten in de wachtzaal vol mensen die duidelijk zorgen hebben.
We wachten lang.
Eindelijk is het mijn beurt.
De secretaresse vraagt me waar de verwijsbrief van mijn neuroloog is.
Zonder kan ik dit onderzoek niet ondergaan.
Ik repliceer dat ik geen brief meegekregen heb.
Ze kan het blijkbaar moeilijk geloven.
Ik word kwaad want ik besef dat ik straks naar huis kan worden gestuurd.
Een afspraak zal weer heel veel wachttijd vragen.
Dat kan ik niet meer aan.
'Bel dan mijn neuroloog op en vraag het hem zelf, hij kan de fucking brief toch faxen!' bijt ik haar toe.

Even later lijkt alles opgelost te zijn, ik mag me uitkleden in een akelig klein en onpersoonlijk hokje.
Ik wacht enkele minuten in mijn slipje en ontbloot bovenlijf.
Onzeker voel ik me en vernederd.

Er staat een immense machine, dat zal de beruchte scan wel zijn.
Recht uit de serie Star Trek.
Dokter Spock stelt de machine in en leidt me naar de hel.
Welcome in hell...noise!
Koud, gevangen, ziek, bang, wanhopig, bidden.
Resultaat niet morgen zoals eerder werd beloofd.
Maar liefst nog eens een week wachten.
Dokter Elza geeft me 14 dagen ziekteverlof bij.
Veel beter ben ik ondertussen inderdaad niet geworden, integendeel.

Na veertien dagen maak ik terug een afspraak met haar.
Ik voel me slechter dan ooit.
Kan moeizaam stappen en spreken.
Mijn geheugen en concentratie hebben het al een hele tijd laten afweten.
Ik zeg dat het zo niet meer verder kan, dat ik niet meer kan functioneren.
Dat ik blijf achteruitgaan, ook al dacht ik dat dat niet meer kon.

Ze fronst haar wenkbrauwen en gaat mijn lijvig dossier halen.
De brief met het verslag van het onderzoek in de MS-kliniek is gearriveerd.
Zo ook de uitslag van de NMR-scan.
Alles is normaal op de scan.
Ze zucht.
Ik vraag of ze me eventueel niet in het ziekenhuis vlakbij kunnen opnemen.
Zodat ze verdere testen kunnen doen.
Ze belt onmiddellijk naar de MS-kliniek en maakt een afspraak om me daar te laten opnemen.
Enerzijds een opluchting, anderzijds verontrust het me dat ik niet gewoon in het universitair ziekenhuis word opgenomen.
Na het weekend vertrek ik naar Melsbroek.
Ik kus Luna dag en leg haar uit waarom ik ga.
Al weet ik dat dit niet goed is voor mijn kind, toch is het een opluchting dat ik kan uitrusten in het ziekenhuis. Misschien zegt men mij eindelijk ook waar ik voor sta.
Mijn schoonmoeder voert me bezorgd weg.

Er staat een wegwijzer naar Kongo, merkt ze verstrooid op.
Ik moet lachen, 'Koningslo,' verbeter ik haar.
We proesten het beiden uit.

In de hall wachten we geduldig terwijl we de mensen rondom ons aandachtig gadeslaan.
Bijna iedereen zit in een rolstoel.
Mensen kunnen hun bewegingen moeilijk controleren, ze hebben tics en sommigen praten moeizaam.
Een vrouw vertelt aan een andere vrouw hoe ze hun huis hebben veranderd door er een lift in te laten zetten.
Wat een verbetering het is.
Het wordt me teveel.
Ik schrei zachtjes.
Mijn schoonmoeder slaat haar rechterarm om me heen.
Ze bedwingt haar tranen.

Na het in orde brengen van enkele formaliteiten mag ik naar mijn kamer.
Het is een tweepersoonskamer, ik wou een eenpersoonskamer maar dat ging niet.
Mijn kamergenote knikt me vriendelijk goedendag.
Het is voor ons beiden een opluchting elkaar te zien.
We hadden erger kunnen vallen, lachen we.
Mijn schoonmoeder verlaat gerust de kamer, althans ze doet zich zo voor.

❖

Ilse is een fragiele vrouw. Ze is net geen vijftig, schat ik.
Ze leeft in een rolstoel.
Haar man verliet haar. Ze weidt niet uit over hoe dat kwam.
Vijfenzeventig procent van alle MS-patiënten worden verlaten door hun partner, vertelt ze me.
Ik walg van het idee.
Het moet natuurlijk niet gemakkelijk voor hen zijn om met een chronisch zieke te moeten samenleven.
Te moeten zien hoe hun eens zo frisse geliefde traag verwelkt.
Zieken zijn moeilijk om mee samen te leven.
Maar toch: 'in ziekte en gezondheid,' hebben ze elkaar ooit beloofd.

Ze kleedt zich leuk.
'Afgeprijsde stukken uit een grabbelbak in de Matonge-wijk,' vertrouwt ze me toe.
Haar zoon is adolescent en skater.
Hij zorgt goed voor haar, maar hij heeft het moeilijk.
'Ik heb hem een deel van zijn jeugd ontnomen,' ze staart wezenloos voor zich uit.
Merkwaardig vind ik het, hoe ze elke avond kijkt naar TV-series over ziekenhuizen en spoedgevallendiensten.
'Wat een sexy dokter, die daar op klompen,' giechelen we.
Ze biedt me chocoladebonbons aan. Ze is zo ontzettend mager.
De vragen die later in een IQ-quiz gesteld worden weet ze zonder enige moeite te beantwoorden.
Wat een intelligente vrouw.
Wat een wakkere geest heeft ze. Het is alsof ze ervoor vecht.
Was mijn kop maar zo fris.
Was ik maar zo lucide.

Het doet me deugd hier zonder man en kind te kunnen zijn.
Te kunnen recupereren en getest te worden.
Even afstand nemen van alles en iedereen.
Er gebeuren continu testen.
En ja, er zijn een aantal merkwaardigheden opgespoord.
Urologisch is er inderdaad iets mis.
Ik plas tot achttien keer per dag en kan moeilijk mijn plas ophouden.
En in mijn hersenen worden alle sensorische en visuele prikkels te laat geregistreerd.
Die test moet ik opnieuw doen omdat het onwaarschijnlijk wordt gevonden dat ik zo slecht scoor.
De psychologe nodigt me uit op gesprek.
Ik ben echter drie dagen kotsmisselijk van de ruggenmergpunctie en vraag haar uitstel.
Ook bij de psychiater moet ik gaan.
Ze willen duidelijk nagaan of er psychisch niets mis is.
Hoe ik sta tegenover het ziek worden.
Ze vragen me of het me niks doet al die bedlegerige en kreupele mensen rondom mij te moeten zien.
Natuurlijk doet het me iets. Maar ik weet nog helemaal niet of ik MS heb, dus waarom zou ik me zorgen maken.

Het is alsof ik alle gevoelens daaromtrent verdring.
De ziekenhuispastor komt me op mijn kamer dag zeggen.
Een jonge geitenwollensokkenman op sandalen.
Hij lijkt opgetogen te zijn zo'n piepjonge vrouw te zien in zijn ziekenhuis.
Probeert sympathie bij me op te wekken door denigrerende grapjes te maken over alle oude en kreupele mensen hier.
Ik walg van hem.
Hypocriet.
Daarbij, beseft hij niet dat ook ik misschien hetzelfde lot zal moeten dragen als al die anderen.

Mijn schoonmoeder bezoekt me trouw vrijwel elke dag.
Het is op Fonne na, de enige die me komt bezoeken.
Ik draag haar diep in mijn hart.
En Kris, natuurlijk.
Zij is er ook voor mij.
Zij is er al altijd voor me geweest.
Geen familie hier en ook geen andere vrienden te zien.

Lieveke, mijn drieënzestig jarige vriendin, belt me geregeld op om te informeren hoe het met me gaat.
Dat een mens in staat kan zijn tot zoveel empathie en warmte geven.
Ik bel haar af en toe schreiend op omdat ik bang ben dat ik wel degelijk MS heb.
De hoofdneuroloog kwam met zijn stagiaires aan mijn bed staan en noemde me het schoolvoorbeeld voor een patiënt bij het uitbreken van de ziekte.

Mijn ouders laten niks van zich horen.
Het doet me pijn.
Ze hebben het zelf erg moeilijk, maar toch, een telefoontje zou volstaan.
Eentje van vijf minuten.
Gewoon het idee dat er aan je gedacht wordt, dat je je lot niet alleen moet dragen.
Misschien zijn ze vergeten dat ik opgenomen ben.

Na veertien dagen komt de neuroloog met het verslag en het besluit.
Geen MS, dat staat vast.
Toch zijn er inderdaad een aantal merkwaardigheden vastgesteld.
CVS denkt hij.
'Wat is dat?' vraag ik hem.

'Chronisch Vermoeidheidssyndroom,' antwoordt hij me.
Hij geeft me het adres van een prof die gespecialiseerd is in CVS en zal hem mijn medisch dossier doorsturen.
Mijn schoonmoeder is bij mij en we omhelzen elkaar van blijdschap.
Geen MS godzijdank!
'Alsof dat zoveel beter is, CVS,' mompelt Ilse.
Ik schrik van zoveel cynisme.
Inderdaad, er blijft wel degelijk iets mis met me, beangstigend mis.

Later denk ik heel vaak terug aan haar woorden.
Ik moet haar gelijk geven, CVS is misschien een even akelige ziekte.
Zij heeft tenminste een heldere kop. Iets wat van deze CVS-patiënte bezwaarlijk gezegd kan worden.

# Hoofdstuk 4

Indien

Indien
het buiten
te koud wordt,
liefste
laten we binnengaan
in het oude huis,

het vuur aanmaken

Mozart spelen

En koffiedrinken

Misschien
Brengt iets
Of iemand
Ons nog thuis

*Maria van der Steen*

*Uit: Geen paniek, 1974*
*Stichting Opwenteling, Eindhoven*

*Ik kom in de wachtzaal.*
*Heb een afspraak met een prof die gespecialiseerd is in het Chronisch Vermoeidheidssyndroom.*
*De secretaresse achter de balie vraagt me geroutineerd of ik de vragenlijst wil invullen.*
*Grappig, op elke vraag antwoord ik ja.*
*Op de vele vragen kan ik maar één keer neen antwoorden.*
*Ik antwoord neen op de vraag: 'heeft u last van nachtmerries?'*
*Voor alle andere vragen pleit ik schuldig.*

*Tintelende armen en benen? Ja*
*Kunt u moeilijk tegen fel licht? Ja*
*Verdraagt u moeilijk lawaai? Ja*
*Heeft u moeilijkheden met concentratie? Ja*
*En met oriëntatie? Ja*
*Lopen? Ja*
*Spreken? Ja*
*Veelvuldig last van keelontstekingen? Ja*
*Schimmels? Ja*
*Spierkrampen? Ja*
*Gewrichtspijnen? Ja*
*Moet u dikwijls plassen? Ja*
*Inslaapproblemen? ja*
*Functioneert uw geheugen slecht? Ja*
*Pagina's lang antwoord ik: ja!*
*Mijn vermoeden verandert in zekerheid: ik lijd aan het Chronisch Vermoeidheidssyndroom.*

*Ik gluur naar lotgenoten in de wachtzaal.*
*De meeste zijn vrouwen. Ze hebben een vale gelaatskleur. Lopen zeer moeilijk (er zitten ook twee patiënten in een rolstoel). Hebben vettig haar en diepe zorgenrimpels op het voorhoofd.*
*Twee van hen dragen een zonnebril.*
*Ik moet mijn lach bedwingen, sarcastisch genoeg.*
*Join the club, you're welcome, Virginie Gyselinck.*

*Het is mijn beurt om binnen te gaan.*
*Een kleine, ietwat geblokte man kijkt stuurs op van achter zijn ordelijke bureau.*
*Er staan knutselwerkjes van zijn kinderen op. Dat siert hem.*

*Hij bekijkt mijn vragenlijst en merkt op dat ik een heel deel ben vergeten in te vullen.*
*Deze vergetelheid onderstreept mijn zwakte.*
*Ik vul nog twee pagina's verder in. Veel werk heb ik niet, ik kruis overal 'ja' aan.*
*'Ja, het lijkt me wel duidelijk dat u aan CVS lijdt,' vertelt hij me resoluut en vriendelijk.*
*'De mogelijke andere ziektebeelden waarbinnen uw klachten kunnen passen werden onderzocht. Deze mogen we echter uitsluiten. De diagnose is dus niet moeilijk te stellen.'*
*Wij gaan wel bloedtesten doen. Andere dan degenen die je tot hiertoe ondergaan hebt. Dit om de oorzaak en de graad waarin je deze ziekte hebt te achterhalen.*
*Verder gaan we nog een longprovocatietest doen en een uithoudingsproef.*
*Mijn secretaresse legt alvast al deze afspraken vast.*
*Het lijkt me duidelijk dat u niet meer in staat bent om te werken. Zijn er nog vragen?*
*Zo, wij zien elkaar na de resultaten van de testen.'*

Eindelijk een arts die al mijn klachten met elkaar in verband brengt.
Die me kan zeggen dat ik het me niet inbeeld. Die inziet dat ik zo niet kan gaan werken.
Waarom heeft dit anderhalf jaar moeten duren?
Er valt een last van mijn schouders nu 'het' een naam heeft gekregen.
'Chronisch Vermoeidheidssyndroom.'
Blijkbaar meer dan altijd moe zijn.
En ik ben niet meer alleen. In België zijn tien tot vijftienduizend mensen besmet.
Ook al krijg ik een vreselijke diagnose, het geeft rust te weten wat er mis met me is.

*Ik begeef me naar de wachtzaal op de dienst waar ze de longprovocatietest zullen uitvoeren.*
*De naam van de dienst ben ik vergeten.*
*In de piepkleine wachtzaal wacht ik rustig mijn beurt af.*
*Het is wel even schrikken als ik verplegers tegen mensen hoor brullen.*
*'Harder harder nog nog NOG NOG NOG!!!!!!!!'*
*Dit geroep stoort de sereniteit die je gewoon bent in een ziekenhuis.*
*Waarschijnlijk staat dit me ook te wachten.*
*Enfin. Soit.*
*Het is mijn beurt.*

*Een slungelige verpleegster legt me de testen uit.*
*Ik moet blazen zo lang en zo hard ik kan.*
*Dat is niet lang en zeker niet hard.*
*De verpleegster geeft me een standje.*
*Sorry, maar ik kan echt niet beter.*
*'Nu hernemen we de test, maar eerst moet je een stof inademen waarmee we bij astmapatiënten een aanval kunnen veroorzaken.'*
*Ik adem de stof via een masker in en neem plaats achter het immense apparaat van daarnet.*
*Dit doet me geen goed. Ik kuch en hoest en hoest.*
*Mijn keel prikt, ik word misselijk en excuseer me.*
*'Mag ik een beetje water,' vraag ik zwakjes.*
*De test wordt hernomen, maar het lukt me niet te stoppen met hoesten, waardoor de test stopgezet moet worden.*
*Het heeft niet veel zin meer, zegt men me.*
*'De resultaten worden doorgegeven aan de professor,' zegt ze ietwat afstandelijk.*
*Ik mag gaan.*

Meer dan een maand gaat voorbij.
Het wachten op resultaten duurt zo lang.
Nu ben ik wel niet zo angstig meer.
Ik kan nu rusten, thuis. Lezen over wat dat nu juist inhoudt, het Chronisch Vermoeidheidssyndroom.
Lees de roman *Heden ik* van Renate Dorrestein nog eens. Was vergeten wat er in stond. Begrijp niet waarom ik dit eerder niet verder wilde lezen.
Struisvogeltje spelen?
Ik kom te weten dat de kans op genezing bitter klein is.
Dat is nieuw voor me.
Ik schrik.
Dan ben ik vanaf nu chronisch ziek.
Voor altijd?
Dat wil ik niet geloven.

*Een maand later*

Ik kom de wachtzaal binnen en het doet goed weer lotgenoten te zien.
Toch maakt het me terzelfdertijd bang, confronteert het me met mezelf.

Weet dat er hulpgroepen bestaan, maar momenteel wil ik me omringen met gezonde mensen.
Zo voel ik me misschien minder ziek.

*'Wist u dat u astma heeft?' vraagt de prof me.*
*Neen, dat is me nooit eerder opgevallen. Misschien was ik gewoon allergisch aan die stof zonder dat ik daarvoor astmapatiënt ben, bedenk ik me.*
*'Alle testen wijzen in dezelfde richting: u lijdt wel degelijk aan CVS. Meer nog, u heeft het in de hoogste graad. Wij hebben in uw bloed duidelijk sporen gevonden van een gestoorde enzymenwerking. Uw uithoudingsproef en spiertesten waren abominabel. U dient elke inspannende activiteit te mijden.*
*Gezien de ernst van de graad waarin u deze ziekte heeft maakt u veel kans om proefpersoon te worden van het nieuwe, doeltreffende medicijn dat werd ontwikkeld en waarvan de resultaten meer dan bevredigend zijn.*
*Ik zal uw dossier persoonlijk afgeven en vragen aan de commissie of ze het aandachtig in overweging nemen. De kans is groot dat men u aanneemt.'*

Stel u voor, genezen, terug zijn hoe ik was.
Ik begin te schreien van geluk.
Komt er eindelijk een einde aan deze ellende.

Na een week zonder nieuws bel ik de prof op en vraag hem of ik nu proefpersoon mag zijn. Hij antwoordt me dat dat niet het geval is, tot zijn spijt.
Meer dan teleurgesteld haak ik de telefoon in.
Ik vraag Fonne of hij me wil vasthouden.
Ik voel me veilig en geliefd. Ik huil.
Oké, de klassieke geneeskunde kan me niet genezen.
Het duurt meer dan een jaar voordat ze me au sérieux nemen (op mijn huisdokter na!).
Vinden ze dan eindelijk dat er iets grondig met me mis is, kunnen ze me niet helpen!
Dan zoek ik wel verder in de wereld van de alternatieve geneeskunst.
Ik ben niet van plan bij de pakken te blijven zitten.
Daar ben ik veel te jong voor en leef ik te graag.
Genezen zal ik, dat staat vast.

Deze avond is het vernissage.
Onze vrienden stellen beelden tentoon in de rozentuin van het park.
Ik rust zowat de hele dag.

Wat zal ik aantrekken?
Ik wil er goed uitzien.
Mijn spiegelbeeld valt tegen.
De donkergrijze kringen onder mijn ogen verraden dat het niet zo goed met me gaat.
Ook na de wasbeurt blijft mijn haar futloos en dof.
Toch vind ik mezelf vanavond mooi, misschien omdat ik gelukkig ben. Dat kun je zien.

De ouders van Laurie en Raisa zorgen deze avond en nacht voor Luna.
Op de arm bij de ronde mooie mama voelt ze zich onmiddellijk veilig.
De mama neuriet zacht een wiegelied.
We nemen gerust afscheid.

Het te volgen parcours in het park valt zwaar tegen.
Zo ook de speech waar geen einde aan lijkt te komen.
Als enige van een onoverzichtelijke massa zit ik opgekleed in het gras neer.
Ik zou in een rolstoel moeten zitten.
Om Fonne te plezieren doe ik dat niet.
Het valt ook moeilijk uit te leggen dat je de ene avond kunt dansen en de andere avond niet eens in staat bent te bewegen.

Tussen deze groep vrienden voel ik me zo goed.
Hier kan ik mezelf zijn; de impulsieve, spontane, opgewekte en zieke vrouw die ik ben.
Het is te gezellig. Ik kan niet weggaan.
Fonne ziet me graag en laat dat blijken.
Hij slaat zijn sterke arm rond mij. Ik voel de warmte van zijn lichaam op deze kille avond.
We willen naar huis gaan.
Ik kan bijna niet meer lopen.
Fonne en Hildeke ondersteunen mij krachtig op weg naar onze bestelwagen.
We lachen.
Ik ben volmaakt gelukkig.

De volgende ochtend slapen we tot tegen de middag.
Het was gisteren drie uur én we hebben gevrijd.
Ik bekoop het zwaar.
Erg vind ik dat niet.

Ik begin mijn lichaam goed te kennen.
Soms bega ik overtredingen.
Het doet zo goed gewoon te léven.
De miserie nadien vergeet ik gauw.

❖

Namen onthouden vind ik moeilijk.
Dat kan bijzonder irritant zijn.
Met de namen van de mensen die me het meest dierbaar zijn heb ik geen problemen.
De namen van collega's, kennissen en vrienden die ik recent maakte kan ik met de beste wil van de wereld niet onthouden.
Spreek ik er één spontaan uit, dan ben ik er gegarandeerd naast.
Ik begrijp het zelf niet.
Ook namen van kinderen uit mijn klas zijn mij aan het ontglippen.
Dan nog te zwijgen over die van kinderen uit mijn vorige klassen.
Misschien herinner ik er me nog een vijftal.
Ik schaam me er wel om. Het lijkt wel een vorm van desinteresse.
Het valt wel een beetje te omzeilen natuurlijk.
Ik wacht soms tot iemand anders de naam die ik zoek uitspreekt.
Of ik spreek over iemand en wijs terzelfdertijd.
Namen van films, boeken, acteurs, bands, zangers herinner ik me ook slecht.
Dat ik me de inhoud van een pasgelezen boek niet meer voor de geest kan halen vind ik mateloos frustrerend.
Als ik al een boek lees, want dat is zo fucking vermoeiend, volg ik regel per regel met een blanco fiche. Zo gaan de letters niet van links naar rechts en van boven naar onder.
Doe je al die moeite en weet je op het einde niet meer wat je gelezen hebt.

Voorlopig lees ik de meest banale vrouwenbladen.
Plezier beleef ik er wel aan. Af en toe leer ik iets bij.
Of krijg ik er iets bij, dat is tegenwoordig wel in.
CD's met de meest bizarre verzamelingen slechte muziek.
Stickers voor op de koelkast of op de boekentas van de kinderen.
Een gidsje met de duurste winkeladressen in België.
Een roze bril om het leven langs de leukste kant te zien.

Tijdschriften over hoe je moet gezond blijven, koop ik niet meer.
Je mag dit niet drinken en dat sapje moet je drinken om langer te leven. Die oefening moet je dagelijks zes keer doen. Die medicijnen neem je best preventief. Je laat je best kraken. Loop elke morgen op je blote voeten in de dauw. Blablabla
Als je dat allemaal moet onthouden en daar steeds rekening mee moet houden, kan je dan nog genieten van het leven?

❖

'Hallo, Eline Pieters'
'Dag Eline, Virgi...'
'Gefopt, ik ben er niet! Zing uw boodschap in na het tweede fluitsignaal.'

P i e p P i e p.
'Hallo, dag antwoordapparaat.
Hier een boodschap van Virginie.
Ik moet tot mijn spijt onze afspraak nog eens afzeggen.
Het gaat momenteel niet zo goed met mij.
Blijkbaar lukt het niet om af te spreken.
Ik bel wel terug als het beter gaat.
Sorry.'

Gelukkig zijn ze niet thuis.
Ik doe het er ook wel om, bellen tijdens de kantooruren.
Het is minder vernederend, een afspraak afzeggen op deze manier.
Hoef ik geen medelijden te horen en geen twijfel.
Om de twee afspraken zeg ik er minstens één weer af.
Soms bel ik pas af een kwartier vooraf.
Omdat ik dan ineens een aanval krijg.
Wie mij goed kent weet dat die kans er altijd inzit.
Toch vind ik het gênant.

Dan kom je ergens aan op een feestje en moet je na een uur al weer naar huis. In het beste geval kan dat nog normaal. Eén blik naar Fonne volstaat meestal om er hem discreet attent op te maken dat 'het' weer terug van weggeweest is. De sukkelaar nipt dan een laatste keer aan zijn glas om daarna als bejaardenhelper te fungeren.
Soms lukt het niet om ongemerkt weg te glippen, wegens harmonicabenen en een dodenmasker.

Dan kijken mensen met medelijden, soms met een beetje afschuw, naar hoe ik van mijn stoel naar de deur geraak.
Al hoop ik soms dat het niet opvalt, de blikken verraden dan dat het niet zo is.
Dan zou ik een jas willen die ik rond mij kan slaan en die mij volkomen onzichtbaar maakt.

Het gebeurt natuurlijk ook wel eens dat ik mij prima voel.
Lang duurt dat meestal niet, maar het komt wel voor.
Een goede vriend kon het niet nalaten op een feestje zijn twijfel uit te spreken.
'Mocht je echt CVS in een hoge graad hebben, dan zou je hier toch niet zo laat nog kunnen zitten?'
Ik vertel hem dat ik wel twee dagen gerust heb om dit feestje te kunnen meemaken. Dat ik morgen niet zal kunnen lopen, slecht zal zien en heel veel spierpijn zal hebben. Een gezellig avondje onder vrienden is me zoveel wel waard.
Het kwetst mij dat hij me niet gelooft. Hij is ook CVS-patiënt. In veel mindere mate. Zoals ik twee jaar geleden. Waarschijnlijk vergelijkt hij zich met mij.
Er bestaan natuurlijk wel gradaties. Ik hoop dat hij dit niet zal moeten ondervinden.
Deze vriend betekent veel voor me, waarom doet hij mij pijn?

De meeste mensen weten akelig weinig over mijn ziekte.
Chronisch Vermoeidheidssyndroom: ah ja, moe zijn.
Ze kunnen wel begrijpen dat dat niet leuk is.
Zelf zijn ze ook wel eens uitgeput. Van de tuin om te spitten of van boodschappen te doen.
Ze kunnen het zich heel goed voorstellen.
Dat een trap opgaan voor mij hetzelfde gevoel van uitputting geeft als een volledig voetbalveld omspitten, durf ik niet te repliceren.
Ze zouden me zot verklaren.
Ik wil niet de martelaar uithangen.
De term 'Chronisch Vermoeidheidssyndroom' is natuurlijk bijzonder slecht gekozen.
Niets laat vermoeden dat daar een hele collectie symptomen bij hoort.
Zoals geheugen, concentratie en denkvermogen die het laten afweten, spierpijnen, trillingen in armen en benen en rond de mond, problemen met het zicht, voedselintoleranties, candidaschimmels in de darmen, misselijk zijn, chronische infecties (vooral keelontstekingen zijn favoriet), opgezwollen klieren en koorts.
Waarschijnlijk vergeet ik er nog een paar op te sommen, ik kan ze moeilijk allemaal onthouden.

We kunnen alleen maar hopen dat Jambers eens een uitzending over CVS in elkaar bokst. In één keer zou heel België het wel weten.
Nu ja, wil ik wel dat iedereen het weet.
Iedereen vindt me nu een gewone jonge vrouw die soms wat moe is.
Na zo'n uitzending word ik misschien eensklaps als martelaar gebombardeerd.
Ik wil het etiket 'zielig' niet opgeplakt krijgen.
Ik blijf gewoon Virginie. In wezen verandert er helemaal niks aan mijn persoonlijkheid.
Dat ze me in de eerste plaats zouden zien als chronisch zieke en dan pas als wie ik ben, zou vernederend zijn.
Toch erger ik me soms aan mensen als ze vergeten zijn dat ik niet meer normaal kan functioneren. Vragen als 'Wanneer komt het tweede kindje?' of 'Waarom gaat Luna naar de crèche?' krenken me diep.
Het was mijn droom een tweede kindje te krijgen.
Maar als je CVS hebt in de hoogste graad is de beslissing een tweede kind te maken de meest verfoeilijke die je kan nemen.

❖

*'Neemt u maar plaats in de stoel mevrouw. We zullen eens kijken hoe het met de tand gesteld is. Het kruidnagelverband dat ik er vorige week heb ingestoken haal ik er weer uit.*
*Het zal zijn werk nu wel gedaan hebben; de ontsteking is verdwenen.'*
*Ik kom hier met gemengde gevoelens.*
*Het idee van een homeopathische tandarts vind ik subliem.*
*Deze tandarts zijn praktijk ruikt bescheiden en aangenaam naar kruiden en potpourri.*
*Zijn instrumenten worden in de vlam van een kaarsje ontsmet.*
*De vullingen die hij in tanden plaatst zijn geen amalgaamvullingen.*
*Hij vult de gaatjes met een witte pasta, milieuvriendelijk en veel minder schadelijk voor het lichaam.*
*Via mijn schoonbroer ben ik hier terechtgekomen.*
*Ik wilde een homeopathische arts omdat ik in een artikel had gelezen dat amalgaamvullingen een zeer slechte invloed zouden hebben op CVS.*

*Hij moet zo'n vijftig jaar zijn, deze tandarts.*
*Hij is kalend, draagt een zilveren brilmontuur en loopt op klompen. Hij heeft weer het T-shirt aan waarop een tandenborstel en een tube tandpasta zijn afgebeeld.*
*Toen ik hem inlichtte over mijn gezondheidstoestand antwoordde hij me ongeïnteresseerd: 'CVS, dat fameus syndroom daar.'*

*Sindsdien heb ik weinig sympathie voor hem.*
*Soit.*
*Hij verdooft me en ik moet even wachten tot het product begint te werken.*
*Ondertussen beantwoordt hij mijn vragen en slaat verder een vlot babbeltje met me over de onzin van fluor.*
*Eindelijk voel ik me op mijn gemak. Ik moet toegeven dat hij wel begint mee te vallen, deze norse vijftiger.*
*'Zo, het product zal nu wel zijn werk gedaan hebben,' zegt hij vriendelijk.*
*Hij neemt zijn boor en begint te boren.*
*Onmiddellijk voel ik dat de verdoving weinig effect heeft.*
*Ik mompel iets voor zover dat gaat.*
*Terwijl hij zijn voorhoofd fronst, legt hij de boor neer en haalt de spuit voor de tweede keer.*
*Ruim vijf minuten wacht ik, een beetje bang, want daarjuist deed het behoorlijk pijn.*
*'Zo, het product zal nu wel zijn werk gedaan hebben,' oppert hij geënerveerd.*
*Hij neemt zijn boor en begint te boren. De stagiaire die deze ingreep volgt, knijpt vriendelijk in mijn arm. Alsof ze mij wil zeggen dat ik het mij niet moet aantrekken dat deze man zo'n nurk is.*
*Ik heb met haar te doen dat ze hier zo lang bij hem stage moet lopen.*

*De pijn die ik nu voel is niet meer menselijk.*
*Ik probeer duidelijk te maken dat ik het echt niet meer uithoud, maar hij negeert elk teken.*
*Ik waarschuw nog een laatste keer en probeer hem zijn werk te verhinderen door zijn arm een duw te geven.*
*Hij negeert mij volledig en boort bruut verder.*
*Wellicht heeft hij mijn zenuw geraakt want dit hou ik niet uit, ik besterf het en schreeuw zo hard ik kan (en dat is héél hard!)*
*AI*
*Hij stopt onmiddellijk. Doet het licht van de stoel uit.*
*'U kunt gaan,' zegt hij.*
*'Ik gaf u de maximale verdoving, dit kan geen pijn meer doen.*
*U bezorgt mij een hartinfarct, zoek een andere tandarts.'*
*De zweetdruppels stromen over zijn ronde en rode gezicht.*
*Ik besef pas een aantal minuten later de draagwijdte van zijn woorden.*
*'Wat moet ik nu doen? Sorry dat ik geroepen heb, maar ik hield het echt niet meer uit,' antwoord ik nederig en onthutst.*
*'Ik doe er nog gauw een voorlopig verband in, verlaat dan mijn praktijk,' hij gunt mij geen blik meer.*

*'U wil ik hier nooit meer zien, u hoeft niet te betalen,' is het laatste wat hij mij te zeggen heeft.*

Ik verlaat behoorlijk over mijn toeren zijn oprit en probeer terug tot rust te komen na die allesoverheersende pijn en die vernedering die ik zojuist onderging.
Meteen maak ik thuis een afspraak met de tandheelkundige kliniek van het naburige universitaire ziekenhuis.
Ik heb geluk, morgen mag ik al komen.
Ik vertel de vriendelijke vrouwelijke tandarts dat ik een zeer slechte ervaring heb gehad met mijn tandarts en dat ik nu angstig ben.
Ze stelt me gerust en zegt dat ze eerst een foto gaat maken om de oorzaak van de pijn en het falen van de collega te achterhalen.
De foto wijst uit dat ik een abces heb op de bewuste tand én dat de zenuw behoorlijk geïnfecteerd is.
Dit is de reden waarom de verdoving geen enkel effect had.
Ik dien een kuur met antibiotica te doen en mag pas de volgende week terugkomen om behandeld te worden.

Een piepjonge en mannelijke stagiaire met Mister Belgium-allure, werkt aan mijn tand.
Het duurt ontzettend lang, ruim drie uur.
Ik ben bang, maar het doet absoluut geen pijn.
De antibiotica heeft duidelijk zijn werk gedaan en deze jonge arts weet duidelijk hoe je iemand accuraat moet verdoven.

❖

**Van:** virginie@azuurnet.com
**Aan:** christeldeclopper@heatmail.be
**Onderwerp:** Lezing over relaties

---

Insgelijks, wij vonden het samenzijn van zaterdag ook heel gezellig!

Ben vandaag naar een lezing geweest van een prof relatietherapie en seksualiteit in kasteel La Motte.
Vond het verhelderend.
Heb geen zin om te schrijven wegens te moe.
Toch geef ik u in een notendop wat er gezegd werd nu ik het nog wat kan reproduceren.

Cruciaal voor behouden en/of creëren van een goede relatie: communicatie.
Spreek vooral over wat je ergert, waarvoor je bang bent, waaronder je lijdt én luister ook naar de noden en behoeften van je partner. (Geen verwijten en oude koeientechniek)
Probeer de twee op elkaar af te stemmen door het opstellen van beurtrollen ('s zaterdags bepaal jij wat er gebeurt, ik 's zondags)
Een man bouwt een muur om zich heen om zich te beschermen. Het is de taak van de vrouw hem daar van achter te halen.
Doet ze het niet meer dan is het gedaan met het koppel.

Koppels die zich uiten, ook hun behoeften en ergernissen, staan heel dicht bij elkaar (indien ze naar elkaar luisteren en trachten eraan te werken). Het schept een intieme band.
Als een persoon in individuele therapie gaat moet hij aan de partner proberen weer te geven welke inzichten hij/zij krijgt waardoor hij/zij verandert. Dit omdat de andere partner zo de kans krijgt mee te evolueren.
Indien dit niet gebeurt vervreemden de twee van elkaar.

Planning en gewoonten binnen het gezin zijn nodig om rust te creëren. Maar af en toe als de sleur toeslaat, is het belangrijk iets te veranderen.
Verwissel eens van huishoudelijke taken, plan uitjes met twee (bijvoorbeeld abonnement theater, ...)

Het belangrijkste volgens hem is TIJD.
Plan tijd om met elkaar door te brengen, kwalitatief. (kan gerust thuis!)
Blijf elke avond bvb. wat langer tafelen, babbel een kwartier elke avond in bed, zit op het terras nog een half uurtje als de kinderen slapen zijn enz.
Dit is zéér belangrijk. Alsook : spreek het uit als jullie samen een aangenaam moment delen. Als je er niet over praat, bestaat het niet, beleef je het niet samen. Zeg: 'wat hebben we het gezellig hier bij het vuurke. Wat een aangrijpende film vond je niet?' En zo verder...
Het is dus absoluut noodzakelijk de goede momenten extra in de verf te zetten opdat de twee leden van het koppel zich er intensief van bewust worden.

Relatietherapie is niets anders dan twee partners een veilige context aan te bieden waarin ze kunnen luisteren naar elkaar én hun behoeften en angsten kunnen uitspreken. Er worden technieken aangeleerd om efficiënter te communiceren: op sommige dingen wordt er dieper ingegaan, veel grondiger

besproken dan dat de twee gewoon zijn, andere onderwerpen kunnen oppervlakkiger besproken worden.
Het is verplichte 'quality time'. De prof, die zelf relatietherapie geeft, zegt dat mensen na een therapie dikwijls dat bepaald uurtje blijven reserveren in de week om met elkaar bewust samen te zijn en met elkaar te praten.
Een partner moet zijn veto kunnen stellen door aan te geven 'NU NIET', indien zijn/haar kop daar niet naar staat.
Anders levert het gesprek – monoloog toch niks op. Dit moet de andere partner respecteren.
NU NIET, impliceert wél DAN WEL (deze avond als de kinderen slapen, morgenvroeg als het weekend is aan het ontbijt enz.)

Belangrijk is ook elkaar te confronteren met het gemeenschappelijk verleden door bijvoorbeeld samen te kijken naar fotoboeken van voor de kinderen, op vakanties enz. Het bevestigt het koppel in zijn goede momenten in het verleden.

Koppels versterken elkaar soms onbewust in het negatief gedrag dat ze stellen.
Hij gaf het voorbeeld: zij is een zaag en hij is doof. Doordat hij doet alsof hij het niet hoort doet zij er nog een schepje bovenop in de hoop...
De man zou dat moeten doorbreken door te reageren als ze iets op een gewone toon zegt, in plaats van alleen te luisteren als ze met potten smijt.

Voilà, dit was het in een notendop.
Me dunkt dat als we een aantal dingen toepassen het wellicht een stuk draaglijker wordt onder ons dak, denk je niet?
Ik heb dit met Fonne besproken en ook hij vond het boeiend.
Fonne interesseert zich natuurlijk wel in deze materie en werkt hard aan zichzelf.
Weet ge, Christeltje, ik ben de laatste tijd uit het oog verloren dat ik ook wel echt tekortschiet in het echtgenote zijn.
Zagen, klagen, blindstaren maar wat heb ik nog te bieden?
Pas op, ik spreek alleen voor mezelf!!!
Ik vind dat ik Fonne op deze manier ook wel de kans ontneem om er wat meer van te bakken dan wat hij er de afgelopen tijd heeft van afgebracht.

Ik heb alvast de daad bij het woord ikweetniemeerwa, we hebben langer getafeld, dit besproken en het heeft ons beiden deugd gedaan.

Jezus wa nen boterham weer.
Misschien heb je er iets aan.
Werk aan de winkel...
Kusje, ik omhels je,
de enige echte

4gini

# Hoofdstuk 5

'Funny, I'd like to seduce you
Funny how I feel
Maybe this time it's for real
But I would like to be
But funny things for you'

*Uit: Mud Stories*
*An Pierlé*

Günther belt me op.
Of het goed is dat hij morgen langs komt?
Natuurlijk is het goed, we zijn elkaar zo dierbaar.
Dertien jaar ken ik hem nu.
Drie jaar zat ik naast hem in de klas.
We verloren elkaar een aantal jaar uit het oog.
Op één of andere reünie namen we de draad weer op.
Zijn onverzorgde verschijning is me zo vertrouwd.
Hij komt binnen en kust ons dag.
De truffels en de taart die hij meebracht worden even later opgegeten.
Van de truffels blijf ik af.
Eén truffel eten en ik word misselijk, zoveel is het me niet waard.
Hij eet ze bijna allemaal zelf op.
Waanzinnig verstandig is hij en tegelijkertijd zo bescheiden.
Hij heeft geen partner.
Dat verwondert me niet.
Hij heeft een rosse gekrulde baard en zijn haar is meestal vettig.
Ik heb hem nooit aantrekkelijk gevonden.
Het staat in schril contrast met zijn innerlijk.
Hij informeert naar hoe het met me is. Welke therapie ik volg.
Hij heeft zich afgelopen jaren verdiept in de homeopathie.
Ook de geneeswijze van een zekere Hugo Symens vindt hij erg relevant. Het is gebaseerd op het innemen van klei. Günther stelt me zo een kuur voor.
Even later zitten Fonne, hij en ik vooraan in de bestelwagen op weg naar de natuurwinkel.
Hij bestelt vitamine C in poeder, een zakje groene klei en een blikken doos biergisttabletten.
Fonne betaalt.
Ik heb een blind vertrouwen in Günther.
Even later drink ik een oplossing met groene klei en nog eens zoveel water met vitamine C.
En inderdaad, nog geen half uur later herleef ik.
Om het half uur drink ik de brij uit een vieze petfles.
Het is alsof alle slechte dingen uit mijn lijf ontglippen en er positieve energie binnenkomt.
Zeven keer per dag en dit gedurende drie weken moet ik dit volhouden.
Om te beginnen. Bij hardnekkige ziektes kan het zijn dat je de kuur tot een jaar moet volhouden, wil je genezen.

Ik kan het moeilijk geloven dat zoiets eenvoudig zoveel effect heeft op mijn lichaam.
Er naast kijken kan ik niet: ik voel me merkelijk beter.
Voor het eerst sinds lang heb ik hoop.
Of voel ik me zo goed omdat ik gewoon in een opflakkeringsperiode zit?
Toch valt het verband tussen het drinken van de klei en me beter voelen moeilijk te ontkennen.

De volgende dag breng ik een attest van de dokter naar school.
Dit schooljaar zal ik niet meer komen werken.
Ik ben nu vier maanden thuis.
Het ziekteverlof wordt nog eens met twee maanden verlengd.
Veel maakt het wel niet meer uit, het is zomervakantie.
Verwonderd stel ik vast dat de directeur op school aanwezig is.
Ik overhandig hem het attest.
Hij kust me hartelijk gedag.
Dat doet deugd. Hij heeft zo'n zachte grijze baard.
Verlegen zeg ik dat het me spijt dat ik er volgend schooljaar niet meer bij zal zijn.
Ik vraag hem of ik mag hopen ooit nog terug te mogen komen.
Hij repliceert geschrokken dat hij mij met open armen zal ontvangen als ik genezen zal zijn.

In de auto denk ik hardop na.
Natuurlijk zal hij mij terug aannemen.
Hij noemde me ooit 'de juf waarvan hij als kind gedroomd had'.
In ieder geval klikt het wel tussen ons.
Ik kom terug!

❖

Merkwaardig hoe ik me de laatste dagen voel.
Toch blijf ik een beetje gereserveerd, al is dat moeilijk als je je zo goed voelt.
Het lijkt te mooi en in ieder geval te simpel om waar te zijn.
Wat klei drinken en wat vitamines slikken en weg is de CVS.
Het moet en het zal lukken. Ik wil genezen.

We zetten de CD met koffiemuziek op die we pas in de stad hebben gekocht; Zuid-Amerikaanse en Zwart-Afrikaanse muziek die onze leefruimte kleur geeft.

Fonne, Luna en ik dansen en lachen naar elkaar.
Het is vakantie!
We hebben het goed samen.
Ik leg me op mijn rug neer en Luna komt op mijn buik zitten.
Ze trekt aan mijn trui en denkt dat ze me zo rechtovereind krijgt.
Ik laat haar in de waan.
Ze duwt me terug op de mat en schaterlacht.
Rustig ligt ze met haar wang tegen de mijne.
Zachtjes zing ik mee met de heerlijke muziek.
We komen beiden tot rust en genieten van deze lichamelijke gewaarwording.

❖

Ik sta op en voel me lichtjes ziek.
Het duurt even voor ik aangekleed ben.
We beslissen naar Brussel te gaan.
Fonne maakt mijn fles klei en vitamine C klaar.
In de rugzak steek ik een extra onderbroek en legging, Wc-papier, vochtige doekjes en een plastic zakje.
Günther waarschuwde me, van vitamine C krijg je diarree.
Fonne en ik kuieren arm in arm door de drukte.
Het is alsof we weer zestien zijn.
Een beetje verliefd drinken we iets op een trendy terrasje.
De zon schijnt.
Het is een beetje te fris om zomer te zijn.
We hossen onbekommerd door de stad, winkel in winkel uit, straat in straat uit.
En ik, ik voel me volkomen normaal.
Mijn kop is helder en dat doet me plezier.
Mijn lijf is terug het mijne.

In de brievenbus vind ik een ontslagbrief.
Contract loopt ten einde.
Verlengd zal het wel niet worden.
Wie neemt nu zo'n wrak ooit nog aan?
's Avonds belt een collega mij op.
Of ik al zijn materiaal terug wil geven.

Ik voel z o v e e l pijn.
Juf wil ik zijn.

Kinderen leren rekenen en spellen.
Ik wil liedjes met hen zingen.
Gewoon, normaal functioneren wil ik.
Dit lichaam wordt ontslaan.
Fonne brengt me een fles klei en daarna een fles vitamine C.
Hij omhelst me en zegt me dat momenteel mijn gezondheid voorrang moet krijgen.
Hij heeft gelijk.

Ik word rond de middag abnormaal gewoon wakker.
Opstaan kost me vandaag voor het eerst sinds maanden geen moeite.
Het is weekend.
Fonne neemt dan de zorg van Luna 's morgens volledig op zich.
Ik betrap er me op dat ik de trap tegen een onwaarschijnlijke snelheid afgewerkt heb.
Mijn twee levensgezellen groeten me.
Ik neem Luna moeiteloos op en gooi haar vrolijk in de lucht.
Haar gezichtje straalt.
'Nog,' zegt ze.
We haasten ons naar het concert dat de plaatselijke harmonie speelt.
De broer van Fonne speelt er saxofoon.
Net op het moment dat we aan de kiosk komen, klinkt het slotapplaus.
Eigenlijk hou ik niet van blazers.

Vlakbij is er een kleine speeltuin.
We wandelen er hand in hand naartoe.
Veel te weinig doen we dit.
Vandaag wil ik naar zee.
Ik wil mijn ouders zien.
Fonne wantrouwt mijn beslissing.
'Alleen met een peuter per trein naar zee, vanuit Brussel.
Je kunt dat niet. Waarom doe je je zelf dat aan? Je weet dat het je hoogstwaarschijnlijk niet lukt terug te keren vanavond. Wacht tot volgend weekend. Dan gaan we samen.'

'Mijn besluit staat vast.
Ik voel me nu goed, ik ga nu.
Hoelang is het geleden dat ik mijn ouders nog bezocht heb?
Enkele maanden zeker.'

Ik besef dat ik roekeloos ben en een risico van jewelste neem.
Ik waag het erop.
Voor een keer dat ik me goed voel...
Alles wordt nauwgezet georganiseerd.
Brengen, halen, noodscenario's.

De trein zit tjokvol dagjesmensen.
Neen, dit durf ik niet aan.
De keuze valt me moeilijk: tweede klas reizen is duur en zeer vermoeiend; eerste klas is schandalig duur maar zeer rustgevend.
Dit folieke kan ik me niet permitteren, soit.

Rustig zit ik in een gestoffeerde zetel. Luna zit in de zetel naast mij, haar armen liggen op de armleuningen.
Dit heb ik jaren gedaan, wat mis ik dit.
Ik durf niet stil te staan bij hoe goed ik me voel.
Lang zal het wel weer niet duren.
Luna doet ontzettend gek.
We schaterlachen allebei.
Mijn ouders wachten ons op aan het perron.
Ik zeg hen vrolijk dag.
Luna legt haar linkerhand in de rechterhand van mijn moeder, de rechterhand in de linkerhand van mijn vader.

Mijn vader vult zijn belastingen in en observeert zijn kleindochter geamuseerd.
Mijn moeder speelt met Luna. Ze zijn overgelukkig.
Terwijl ik wat ga rusten, neemt mijn moeder de felrode buggy met drie wielen.
Samen met haar kleindochter verdwijnt ze in de lift.

Ik wil ze vertellen over wat me bezighoudt en hoe ik me voel. Ik wil ze vastnemen en knuffelen.
Maar ik ben geremd en gespannen.
Bezorgd voeren ze mij en Luna terug naar de trein.
We missen hem net niet.
Ze worden steeds kleiner, we zwaaien tot ze verdwenen zijn.
Het heeft ons goed gedaan.

Het is al lang donker en nog steeds voel ik me volkomen normaal.
Geen pijn.

Geen watten.
Ik tracht nuchter te blijven.
Gek dat als je je goed voelt je dat normaal vindt.
Alleen als ik er bij stilsta besef ik dat er vandaag een klein mirakel plaatsvond.

Vanavond wil ik vurig de liefde bedrijven.

❖

Luna wordt twee jaar.
Ik nodig mensen uit waar zij zich goed bij voelt, vrienden van ons.
Zo zien we elkaar nog eens allemaal terug.
Voor de laatste keer doe ik het op deze manier.
Als ze drie wordt mogen haar vriendjes komen.
Momenteel kan ik dat nog niet aan, dat gekwetter en die drukte die kinderen zo eigen zijn.

Het is een heus verjaardagsfeestje, ballonnen en een taart-met-kaarsjes mogen niet ontbreken.
Een stralende dag is het.
Koud en zonnig.
Iedereen heeft pakjes mee voor die kleine Luna.
Eric schilderde een koningsblauw abstract schilderijtje voor haar.
Fonne bakt pannekoeken.
Hij draait ze met veel zwier hoog in de lucht.
Vindt Luna super.
Ik ben vandaag gelukkig weinig vermoeid.
Maar het is druk.
De stemmen gonzen door mijn hoofd.
Mijn hart klopt vlug en ik vermoed onregelmatig.
Luna is moe en wil op de schoot.
Ze weegt zwaar.
Het wasticket van haar knuffel zuigt ze naar haar lippen toe en dan weer blaast ze het weg.
Het wordt langzaam donker.
Ik zet zorgzaam lichtjes op tafel, en dim het grote licht.

Er wordt gelachen en gepraat.
Misschien iets teveel gedronken.

Ik vertel het hen niet, hoe het met me gaat.
Dat doe ik zelden.
Alsof ik bang ben dat als ik dat doe mensen gaan afhaken.
Vrienden doen dat niet dat weet ik wel, maar toch.
Het is alsof het ons geheim is: dat van Fonne, Luna en mij.
Ik laat niemand toe in mijn donkere kamer.
Zeker niet vandaag.

Het lijkt alsof ik mezelf kan opsplitsen.
De eerste vrouw lijkt gezond en is vrolijk.
De tweede draagt een sjador.
Hij bedekt verdriet en pijn.
Veel verdriet.
Veel pijn.

❖

Els belt en vraagt of ik nu mee ga aquagymen.
Ik wil wel want mijn spieren zijn aan het aftakelen, maar ik durf het niet.
Misschien put het teveel uit.
Toch eerst beter navraag doen eer ik me hieraan waag.
Ze dringt aan en stelt voor dan gewoon te gaan zwemmen in het plaatselijk zwembad.
Ik voel me wel goed en zwemmen doe ik heel graag.
Waarom niet, uitstekend idee.
De weg naar het zwembad is me zo vertrouwd.
Dit parcours deed ik ooit wekelijks met het busje vol kwetterende kinderen.
Het was overigens de meest vermoeiende dag van de week.
De hitte in het zwembad, het lawaai, de chaos en niet te vergeten: de chloor, de donderdag was meestal de dag dat mijn lichaam het begaf.
Toch herinner ik me goed het heerlijke gevoel van het frisse water.
Ik blijf zitten in de bestelwagen tot het liefdesliedje op de radio eindigt.

Els verstopt haar mollige lichaam achter een grote badhanddoek.
Ietwat verlegen praten we verder.
Het doet goed bij haar te zijn.
Ze helpt me bij het sluiten van mijn kleedkastje en bij het vastmaken van het sleuteltje om mijn pols.
Ik kan niet verstoppen dat ik onhandig ben en absoluut niet beschik over technisch en ruimtelijk inzicht.

Traag zwemmen we een lengte.
Hier houdt mijn lichaam van.
Dit moet ik meer doen.

❖

Drie weken heb ik de kleikuur strikt gevolgd.
Ik mag bijna niets meer eten en de smaak van modder is niet om over naar huis te schrijven.
Toch valt het me gemakkelijker vol te houden dan ik had gedacht, omdat ik me als herboren voel.
Ik schilder de slaapkamer geel.
Ik zwem dagelijks dertig lengtes.
De vier wasmanden met strijk en de te sorteren was die nu een jaar op de slaapkamer onaangeroerd staan, worden met gemak afgewerkt.

Ik neem Luna bij haar armpjes en zwier haar wild de lucht in.
Ze kraait van plezier.
Impulsief en onstuimig loop ik naar de zolder, twee hoog, omdat ik vermoed dat daar nog shampoo ligt in een niet uitgepakte verhuisdoos.
Ik storm terug naar beneden terwijl ik luidkeels zing.
Heel hard zet ik techno op en dans geestdriftig op deze muziek waar ik eigenlijk niet van hou.
Het is een overwinning dat deze muziek me niet langer ziek meer maakt, maar me integendeel energie geeft.

Ik neem zelf initiatief om met Fonne te vrijen.
We vrijen vol passie alsof we elkaar pas één week kennen.
Ons bed begeeft het. Dan slapen we maar met de matras op de grond.

Er zijn zo ontzettend veel dingen die ik terug kan doen en die ik zo onnoemelijk lang heb moeten missen.
Mijn lichaam is aan het genezen, geen dokter die me van het tegendeel kan overtuigen.

Klei.
Aarde.
Geen dure therapie.
Modder drinken.

Dat het zo simpel kan zijn.
Al die tijd heb ik niet willen wenen om vervlogen schoonheid en gezondheid.
Ik kijk in de spiegel en herken mezelf.
Zie hoe mooi ik terug ben, hoe ik een aantrekkelijke vrouw ben.
Ik merk hoeveel energie ik heb, hoe het is om een gezond lijf te hebben.

Er staat luitmuziek op en de zon streelt me.

Ik besef dat drie weken dieet niet zullen volstaan om deze hardnekkige ziekte te overwinnen.
Maar, ik vermoed sterk dat als ik dit een aantal maanden volhoud, ik wel degelijk zal genezen.

❖

Nu ik met het dieet even ben opgehouden wil ik testen of voeding echt zo een belangrijke rol speelt in dit alles.
We gaan friet halen met een frikadel en ik drink er ice-tea bij.
Ik eet bewust koekjes, ijs en chocolade en drink geen klei meer.
Op een paar dagen tijd voel ik me behoorlijk slecht.
Terug van weggeweest lijkt het wel.
En toch is er iets veranderd, mijn lichaam is een stuk sterker dan voor deze kuur.

Nu ik bijna genezen ben zou ik graag een tweede kind krijgen.
Natuurlijk ben ik ook wel bang.
Dat ik ons kind besmet, of herval.
Ik hoor tegenstrijdige dingen over het besmettingsgevaar bij CVS.
In sommige gezinnen hebben vader, moeder en kinderen deze ziekte.

Adoptie dan, vraag ik me af.
Een gedachte die al een aantal jaren door mijn hoofd speelt, ook al van voor ik ziek geworden ben.
Geen besmettingsgevaar, geen uitputtingsslag voor mijn lichaam.
Een adoptie is echter schandalig duur en het duurt onnoemelijk lang voordat je het adoptiekindje tot je gezin kunt rekenen.

Ik peil naar Fonne zijn idee over mijn kinderwens.
Hij antwoordt kort en resoluut dat daar geen sprake van kan zijn zolang ik niet

honderd procent genezen ben. Dat ik de verantwoordelijkheid heb ons kind te laten groeien in een gezond lichaam.
Einde discussie.

Hij heeft gelijk.
Misschien denk ik er ook best nog eens goed over na.

❖

Het is halverwege de maand juli.
Fonne neemt de matras van ons bed en legt ze op het houten staketsel dat hij maakte in de bestelwagen.
Vandaag vertrekken we richting Italië, naar onze favoriete provincie: Toscane.
Dit doen we voor de zesde keer.
Deze keer is Luna erbij, dus alles gaat er een stuk beter georganiseerd aan toe.
Vandaag zes uur rijden en dan overnachten in een jeugdherberg in Duitsland.
Morgen traject Duitsland-Como, de dag erna Como-Toscane.
We hopen dat Luna geen problemen zal hebben met het lange afstand rijden.
We vertrekken.
Muziekje op, zonnebril aan, voeten op het dashboard.
Wat verlangen we ernaar.
Luna valt vlug in slaap.
We leggen haar op de grote matras.
Ik ben moe en ga naast haar liggen.
Haar knuffel ligt tussen ons in.
Een paar honderd kilometer later word ik wakker.
Fonne houdt halt op een rustplaats langs de weg.
Houten tafels en banken, mensen met Hawaï hemdjes en frigoboxen.
Yes, het is vakantie!
Luna wordt wakker en we eten onze bereide sandwiches op.
De jeugdherberg valt goed mee.
Veel jonge mensen, kraaknette kamers.
Luna jodelt van plezier: echt iets voor haar.
De volgende morgen rijden we door naar de internationale camping van Como.
Mensen lief, wat een weelde!
We zijn in Italië.
Wat doet het weer ongelooflijk goed hier te zijn.
Het is warm, zonnig en het ruikt hier nog naar regen.
Luna slaapt en wij vouwen het blauwe klaptafeltje open dat al zovele jaren

dienst doet op vakantie.
Een paar theelichtjes, een rood wijntje.
We zeggen niet veel en genieten tot in de toppen van onze tenen.
Ik voel dat ik tot minder in staat ben dan vroeger het geval was.
De vakanties van vorige jaren zijn een referentiepunt.
Als we op uitstap gaan, draag ik een opvouwbaar stoeltje dat heel licht weegt.
Er is een schouderbandje aan zodat ik het kan dragen als een paraplu.
Elke keer dat ik moe ben, al is het in een warenhuis, vouw ik het open en rust ik even.

De hitte en het felle zonlicht doen me geen goed. Ik verdraag ze moeizaam.
Maar een frisse duik in het azuurblauwe frisse zwembad doet het me vergeten.
Luna geniet van het koele water en de zon.
Ik zag haar zelden zo intens gelukkig.
We kuieren hand in hand in de middeleeuwse straatjes van een godvergeten dorp.
Op een terrasje, overwoekerd door wijnranken en net geen tien vierkante meter groot, eten we een ijsje.
Fonne drinkt een glaasje witte frisante.
Wat later rijden we door de uitgestrekte heuvels van Toscane.
Een tractor brengt waanzinnig mooie structuren aan in de braakliggende velden als was het een kunstwerk.
De hemel is helblauw en een paar heuvels verder staan miljoenen zonnebloemen naar één punt gericht: naar de zon.
We rijden steil omhoog richting klooster.
Een gerestaureerd middeleeuws klooster staat statig op een berg, verstopt door knoestige, honderd jaar oude bomen.
Het is hier koeler dan in het dorp en veel rustiger nog.
Het heeft iets magisch, zo'n klooster.
Grote brede paden met donkere brede bomen leiden ons ernaartoe.
Rosassen met felgekleurde mozaïeken.
We rusten op een afgebrokkelde lage muur.
Twee witte duiven schrikken en vliegen omhoog.
Ze laten zich zweven op de warme lucht.

❖

'Zaterdag gaan we met vrienden de Lesse afvaren,' zegt hij vastberaden.
Een chronisch zieke vriend van Fonne heeft zelfmoord gepleegd.
Zijn vrouw en drie kinderen blijven alleen achter.

Hiermee willen zijn vrienden hem op een intense manier herdenken.
'Ga je mee?' vraagt hij onzeker.
'Dat kan ik toch niet, Fonne. Zo'n hele dag in een kano, dat weet je toch.'
'Je hoeft niet te roeien, je kan uitrusten op de boot.'
'En Luna?'
'Die mag mee, er gaan nog kinderen mee.'
'Het wordt toch te vermoeiend, het spijt me.'
'Ik ga, dat staat vast.'
'Natuurlijk moet je gaan. Kan Luna mee?'
'Ja, maar, dat wordt te gevaarlijk. We laten haar beter thuis.'
'Fonne, ik kan haar nu niet aan. Jij moet haar meenemen.'
'Dan kan ik daarna niks meer gaan drinken met mijn vrienden.'
'Ja, sorry, dat is pech, een andere keer dan.'
Zucht.

Ze zijn zo talrijk geweest; de cruciale momenten dat ik er als partner en moeder niet kan staan.
Een vernissage van Fonne waarop ik niet kan komen.
'Feest, mama komen?' vraagt ze benieuwd.
'Neen, minneke, mama is moe.'
Het is groot afscheidsfeest in de crèche en ik ben wellicht de enige mama die niet aanwezig kan zijn.
Ik lig dan in bed of voor de zoveelste keer hang ik lam in de zetel.
Het Swingpaleis op TV zal mijn verdriet wel verdrijven, fantaseer ik.
De artificiële gezichten lachen me onwezenlijk toe.
Ik heb kou.

❖

**Van:** virginie@azuurnet.com
**Aan:** christeldeclopper@heatmail.be
**Onderwerp:** terug van vakantie in de Ardennen

---

Christeltje,

Sorry voor het 'geld-voorval'.
Een opeenhoping van misverstanden met bank, mutualiteit en werkgevers hebben er tijdelijk voor gezorgd dat wij veertien dagen in de stront gezeten hebben. Maar sinds gisterenavond blijkt alles opgelost, alle stortingen zijn

gebeurd zodat we zelfs praktisch positief de maand afsluiten. ( en lonen moeten nog gestort)
-STOP-

Het weekje Ardennen heeft ons goed gedaan. Fonne was veel introverter dan anders, zelfs onder zijn kameraden.
Maar hij was rustig, lief, grappig.
Luna was weg, ze mocht een weekje met mijn ouders op vakantie.
Dat deed mij heel erg goed in die zin dat ik 100% heb kunnen genieten van de rust en mezelf heb kunnen ontplooien.
Toen ze terugkwam viel het me meteen op hoe ontzettend veel zo'n kind van je vergt; een niet-aflatende concentratie voor noden, behoeften, crisisjes, natjes en droogjes.
Ik heb haar wel ontzettend gemist en ben haar ook vroeger gaan halen dan gepland was.
Ze heeft twee uur aan mij gehangen; me gekust en geaaid. Zalig weerzien!!!

Mijn ouders waren super, zo ontzettend betrokken en lief dat ze waren.
Dus op alle fronten ging het subliem.

Het thuiskomen daarentegen doet me denken aan jouw thuiskomen na je herbronningsescapade.
Mijn werk ben ik kwijt, dus in september val ik ongetwijfeld effe in een gat.

De laatste tijd voel ik me zeer rustig. Dankzij medicatie van de homeopaat slaap ik zeer diep en ben ik de rust zelve.
Ik hou ontzettend van het leven en geniet met volle teugen van al wat er te genieten valt.
Ons huis is echt de zoete inval geworden van vrienden en ook de telefoon staat roodgloeiend.

Ik stop gauw want er belt iemand aan de deur.

Knuffel

4genie

# Hoofdstuk 6

'I am wondering today
in the sun on a boat to Dover
Could you freeze me in
and defrost me when it's over'

*Uit: Mr. Freeze*
*K's CHOICE*

*'Goeiedag, u spreekt met Virginie Gyselinck.*
*Kunt u me doorverbinden met de medische dienst.'*
*'Een minuutje,' klinkt het in Nederlands met een duidelijk Frans accent.*
*De vier jaargetijden van Vivaldi begeleiden mij weer eens bij het wachten.*
*'Medische dienst, met Annie De Bock,' klinkt het wat verveeld.*
*'Is het mogelijk met An Vleminkx te praten, zij behandelt mijn dossier?'*
*'Neen, dat is niet mogelijk, zij is met vakantie tot eind deze maand.*
*Misschien kan ik u helpen?'*
*'Misschien wel.*
*Ik zou graag willen weten of het mogelijk is het werk voor één vijfde te hervatten, met behoud van vier vijfden uitkering.'*
*'Jazeker, maar daarvoor moet u toestemming van de behandelend geneesheer krijgen. En die van onze adviserend geneesheer.'*
*'Kunt u me doorverbinden met de adviserend geneesheer?'*
*'Neen, dat mag ik niet doen.'*
*'Oh, neen? De vorige keer heeft men mij wel met hem doorverbonden.'*
*'Dat mag niet.'*
*'Hij nodigde me nog steeds niet uit voor een onderzoek. Ik zou hem daarom toch graag spreken.'*
*'Mevrouw, zoals ik al zei is dat niet mogelijk,' repliceert ze duidelijk geërgerd.*
*'Dus, ik kan er op rekenen dat ik mits de nodige toestemming, het werk kan hervatten voor één vijfde met behoud van mijn uitkering.'*
*'Ja mevrouw,' antwoordt ze me bitsig alsof ik een simpele ziel ben die niks begrijpt.*
*'Je moet eerst een formulier aanvragen waarin de adviserend geneesheer toestemming vraagt.'*
*'Wij hebben een baby ziet u, en we hebben het financieel zeer moeilijk, daarom wil ik absolute zekerheid hebben alvorens dergelijke ingrijpende beslissing te nemen. Oké, nu ben ik gerust.'*
*'Ja, ja, het is absoluut mogelijk dat kan ik met klem bevestigen,' antwoordt ze nu een stuk minder onvriendelijk.*
*'Oké, ik reken er op dat het dus kan.'*
*'Ja hoor, het kan wel, zeker.'*

Ik maak onmiddellijk een afspraak met dokter Elza.
Het gaat duidelijk beter met me en de kans dat ik volledig herval na één dag werken lijkt me onwaarschijnlijk.
Ze vindt het een goed idee. Eén dag werken breekt de sleur van het thuis zijn, het is goed voor mijn gevoel van eigenwaarde, en ik blijf in de running.

Als ik ga werken kan ik hervallen.
Fonne gaat niet akkoord met mijn beslissing.
We maken ruzie, maar ik geef niet toe. Ik heb het nodig te werken, om niet depressief te worden.
Ik mag en kan niet hervallen, want dan mag ik het voorgoed vergeten in deze school.
Fonne heeft gelijk, het is een risico, een groot risico. Ik voel me er echter sterk genoeg voor. Die klei heeft mijn toestand heel sterk verbeterd.

Het valt natuurlijk af te wachten of ik niet meer herval.
Ik ben een beetje bang.
Weiger te geloven dat ik ooit terug slechter word.
Verdring mijn twijfel en ga ervoor.
Ik ontvang de schriftelijke goedkeuring van de adviserend geneesheer van mijn ziekenfonds.
Neem contact op met de directeur van mijn school.
Hij is blij me te horen, zeker nu het zo goed met me gaat.
En, inderdaad is er een collega die vier vijfden werkt zodat die één vijfde job die rest echt wel ideaal voor me is.

Ik snel naar de personeelsdienst op het gemeentehuis om de papieren in orde te krijgen.
De formulieren die mijn ziekenfonds mij opgestuurd hebben geef ik af aan de vrouw die mijn dossier behandelt.

*'Wij kunnen dit niet invullen,' zegt ze me vriendelijk.*
*'Dit is een attest voor gedeeltelijke werkhervatting, en aangezien jij tijdelijke bent en in de zomermaanden ontslagen bent geweest, nemen wij u niet gedeeltelijk aan, maar wel volledig, wel voor maar vijf uur.*
*Wij kunnen dit formulier niet invullen. Ik neem echter onmiddellijk contact op met de verantwoordelijke voor uw dossier bij uw ziekenfonds.*
*Maak u geen zorgen, alles komt in orde. Als je nog even deze formulieren wilt tekenen, heb je tegen het eind van de maand je loon.'*

*'Kunt u mij doorverbinden met de medische dienst?'*
*Vivaldi ergert me mateloos.*
*'Dag mevrouw, mijn naam is Virginie Gyselinck, 12708451207 44.*
*Ik heb reeds twee maanden geen uitkering meer gekregen en ik telefoneer om even na te gaan waaraan dat ligt.'*

*'Mevrouw, dan moet u wel bij de dienst uitkeringen zijn. Ik verbind u meteen door.'*

*Dienst uitkeringen zucht.*
*Een vrouw die duidelijk aan pensioen toe is, zo lijkt het toch, staat me zeer tegen haar zin te woord. Haar stem klinkt alsof ze al dertig jaar in de eerste kleuterklas werkt.*
*'Virginie Gyselinck, 1270845120744.*
*Ik kreeg reeds twee maanden geen uitkering en ik zou graag willen weten wat er misloopt.'*
*Zucht.*
*Het is even stil. Ik veronderstel dat ze mijn gegevens in de computer opzoekt.*
*Oei, het is tien uur. Ik stoor haar tijdens haar koffiepauze.*
*Net goed.*
*'Mevrouw,' antwoordt ze me op een tegenstaande toon,*
*'Ik zie dat u werkt. En ja, als u werkt kunt u geen uitkering krijgen, dat is nogal evident, niet? Als iedereen hier zo gaat beginnen.'*
*Ik weet niet goed wat me overkomt.*
*Het dringt langzaam tot me door.*
*'Mevrouw, ik heb me, voor ik de beslissing nam deeltijds het werk te hervatten, wel degelijk bij dit ziekenfonds geïnformeerd. Men heeft mij met klem bevestigd dat het kon. Anders was ik ook nooit herbegonnen. Ik heb bovendien een attest waarin de adviserend geneesheer mij toestemming geeft het werk te hervatten.*
*U insinueert dat ik een profiteur ben, maar, ik heb zelf het initiatief genomen het werk te hervatten. Het lijkt me uiterst onrechtvaardig dat ik nu geen aanspraak meer kan maken op de uitkering waar ik wel degelijk recht op heb.'*
*'Wie heeft u dat gezegd dat u uw uitkering gedeeltelijk kon behouden?'*
*'Mevrouw Annie Vleminkx van de medische dienst.'*
*'Oh, de medische dienst.*
*Ja die zeggen maar, maar de medische dienst is niet de dienst uitkeringen en ik zeg u dat het niet kan.'*
*'Mevrouw,' antwoord ik haar opgehitst, 'kan ik de verantwoordelijke van de dienst uitkeringen spreken?'*
*'Die is er momenteel niet. Ik zal haar vragen contact met u op te nemen binnen het half uur.'*
*'Als u dat kunt doen ja,' zeg ik op een onbeheerste manier. Ik gooi de telefoon kwaad dicht.*

Ik ben niet gauw kwaad, maar nu ben ik het.
Het eerste beste voorwerp dat ik tegen kom smijt ik tegen de muur, zonder me ervan te vergewissen welk voorwerp het is. Ik schreeuw: 'SHIT!'
De buren vier huizen verder moeten het ongetwijfeld opgemerkt hebben.
Heel mijn lichaam trilt van zoveel onrecht.
Als dit waar is moet ik stoppen met werken. Ik engageer me voor een jaar en ik moet het na twee maanden al opzeggen.
Zal ik Fonne bellen om te vragen wat ik moet doen?
Neen, hij zal zich alleen maar kwaad maken. Hij weet met zo'n situatie ook geen raad.
Ik bel Hildeke op haar werk.
Duidelijk over mijn toeren doe ik mijn verhaal zonder er rekening mee te houden of ze daar wel de tijd voor heeft.
Ze raadt mij aan contact op te nemen met mijn vakbond. De rust en de empathie die haar stem uitstraalt doen me terug met mijn voeten op de grond staan.
Verward bedank ik haar en ik bel inderdaad mijn vakbond op.
De vakbond weet niet zoveel af van ziekenfondsen. Ze zullen zich goed informeren, maar het lijkt ook hen echt wel onrechtvaardig, temeer ik de schriftelijke goedkeuring heb van de adviserend geneesheer om terug te gaan werken.

*De telefoon gaat.*
*De verantwoordelijke van de dienst uitkeringen staat me zeer vriendelijk te woord.*
*Ik heb inderdaad recht op mijn uitkering. Het bewuste groene formulier dat men op de personeelsdienst niet wilde invullen dient echter wel ingevuld en opgestuurd te worden. Dan zal mijn uitkering onmiddellijk gestort worden met terugwerkende kracht.*
*'Ja maar,' probeer ik heel vriendelijk, 'men kan dat niet doen.' Ik leg nogmaals uit waarom.*
*'Toch moeten ze het doen,' antwoordt ze me. 'Geen papier, geen uitkering.'*
*Ze neemt beleefd afscheid.*

*Ik rep me zo vlug ik kan naar het gemeentehuis.*
*Glip nog juist binnen voor de deuren dichtgaan. Het is middag.*
*De personeelsdienst is op de eerste verdieping.*
*Ik storm de trap op en haast me om nog net op tijd Françoise achter haar bureau aan te treffen.*
*'Dat is sterk,' schrikt ze. 'Ik heb net getelefoneerd met de dienst uitkeringen van je ziekenfonds om alles geregeld te krijgen. Ik heb de nodige formulieren ingevuld en opgestuurd en heb ze uitgelegd waarom ik dat bewuste groene formulier niet kon invullen.'*

*Ik smeek haar om het alsnog in te vullen.*
*Ze is nu toch bereid het formulier in te vullen, maar dan wil ze wel het attest met de toestemming van mijn adviserend geneesheer.*
*'Je kunt misschien deeltijdse hervatting schrappen en toevoegen dat het om een volledige werkhervatting gaat, maar voor vijf uur,' suggereer ik voorzichtig en beleefd.*
*Volgens mij wil het ziekenfonds gewoon weten hoeveel ik door het ministerie betaald wordt, zodat zij mijn uitkering kunnen herberekenen.*

Ruim een week later wordt mijn uitkering gestort op mijn rekening.
I love you ziekenkas!!!

Ik erger me dikwijls aan de bureaucratie waarin we leven.
Ofwel ben je ziek ofwel werk je, de twee combineren is je doodvonnis tekenen.
Voor elk verandering moet je een hele reeks formulieren invullen.
Als je die dan keurig ingevuld hebt, de nodige kopies hebt bijgevoegd, krijg je later een brief waarin staat dat er nog een document dient ingevuld te worden.
Waarvoor je dan weer de nodige attesten dient aan te vragen. Je werkgever moet dit doorsturen naar je ziekenkas. Die vergeet dat soms. Jij weet van niks, drie maand geen uitkering. Formulier nummer zoveel niet gekregen. Hebben we evenwel opgestuurd
enzovoort
enzovoort
STOP.

❖

'Luna, kom eens bij mama.
Kom hier.
Hoor je me niet?
Doe je kleren aan.'
'Ja maar 't is warm.'
''t Is avond en 't is fris, wij hebben toch ook onze kleren aan.
Doe je kleren aan.'
'Komaan, Luna luister alstublieft.'
Ze loopt in slowmotion in het gras, de armen hoog in de lucht en met een stralende glimlach.
Wat is ze toch mager.
Haar ribben kun je tellen, haar huid lijkt doorzichtig.
Ik sta, zeer tegen mijn zin, op uit de groene, plastic ligstoel.

Waarom luistert ze weer niet.
Het is natuurlijk wel zalig zo in je blootje rondlopen, maar het is te koud geworden.
En als ik het thuis tolereer dan kleedt ze zich binnenkort overal uit.
Het gaat me niet goed af, het is avond en ik ben uitgeput.
Ze moet leren luisteren, ik moet consequent optreden.
Loop haar achterna.
'Kom hier!'
Ze vindt het leuk en loopt verder weg.
Zucht.
'Luna, ik ga me kwaad maken. Kom hier en kleed je aan.'
Ik tracht haar te verhinderen verder weg te lopen.
Ze is vlugger.
Ik heb er echt geen zin in.
'Dan word je maar ziek. Ik vind het spijtig dat je stout bent.'
Neem het petroleumblauwe kussen van de ligstoel en leg het binnen.
Sluit de schuifdeur van het terras.
Zoek de zapbak, vind hem niet.
Ga binnen liggen.
Ze wil mee binnenkomen nu en krijgt de deur niet open.
'Mama, mama, ik krijg de deur niet open.'
Zucht.
Terug uit de zetel.
Nog een half uur en dan gaat ze slapen.
Ze komt naakt op me liggen en ik dek haar toe met het roestbruine deken dat al lang gewassen had moeten worden.
Ik vergeet het steeds.
'Waarom doe je je kleren nu niet aan?'
'Leuk, hé, bloot mama.'
Ze geeft me een kusje.

❖

De telefoon rinkelt.
Een vrouwenstem aan de andere kant van de lijn.
'Hallo, ik ben Karin.'
Ze spreekt traag en klinkt ietwat onzeker.
De kleidokter gaf haar mijn nummer.
Ze vraagt me hoe ik de kuur ervaar.

Ook zij is CVS-patiënte en moeder.
Ze heeft drie kinderen die toevallig schoollopen waar ik juf ben.
Wat een toeval.
Moet ik nu blij zijn?
Ik aarzel en ga dan toch akkoord om af te spreken.
Zij heeft net dat streepje voor op de andere patiënten die me soms bellen.

Ik heb bijna drie jaar getracht zo weinig mogelijk contact te hebben met lotgenoten.
Ik was gefixeerd op genezen.
Ik wilde leven tussen gezonde mensen die me 'naar boven' zouden helpen.
Ik voel nu toch de nood Karin te leren kennen.
We spreken komende donderdag af, na school.
Ik leg de telefoon neer.
Doe de regenjas waarvan de rits stuk is aan. Start de wagen.

Ik ga zwemmen in het wat verkommerde zwembad vlakbij.
Het enige wat me tegenstaat is de rompslomp van het aan- en uitkleden.
Ik doe mijn bril uit. Berg mijn kleren op in het te kleine vaalgrijze kastje.
Doe de deur dicht na inworp van een stuk van twintig frank.
Bind moeiteloos het sleuteltje rond mijn pols.

Vandaag is er niemand die mij kent. Die anonimiteit doet me goed.
De armen gestrekt als een pijl laat ik me vallen en word één met het water.
Het is een allesoverheersende gewaarwording die het orgasme benadert.
Baantjes trekken is een saaie bezigheid, maar niet als je voelt dat je lichaam dit steeds beter kan.
Vier lengtes schoolslag, twee crawl, één rugcrawl, terug vier schoolslag, vijf zes zeven, twee rugcrawl, crawl. Hier stop ik mee wegens te inspannend, schoolslag terug. Ik zwem verder en geniet van de goedkope hits en het frisse water.

Nog niet zo lang geleden kon ik slechts een vijftigtal meter zwemmen. Nu stop ik na dertig lengtes. Niet omdat ik uitgeput ben, maar omdat ik er genoeg van heb.
Voldaan verlaat ik het zwembad en spoel ik het chloor weg onder de koude douche.
Mijn kleren plakken tegen mijn klamme lichaam.
Mijn bril bewasemt. Op mijn imitatie lederen vest druppen druppels van mijn haar dat ik weer eens niet goed heb afgedroogd.

Het is niet gemakkelijk, maar ik kan de gewoonte weerstaan een chocoladewafel te kopen na een zwembeurt. De automaat daagt me uit. Het kleidieet laat snoepen niet toe. Het is eenvoudig: eet ik een wafel ga ik binnen het kwartier achteruit. Eet ik hem niet blijf ik even fris en gezond als ik me nu voel.
De keuze is vlug gemaakt.
Deze kuur is zo verschrikkelijk streng, maar het resultaat is zo overweldigend positief waardoor de motivatie groot blijft.
Elke dag voel ik me beter dan de vorige en wellicht minder dan de volgende.
Dit recent nog zo verfoeide lichaam begint te genezen en aan kracht te winnen.
Ik wil bewust blijven van waar ik kom.
Het is verleidelijk er niet bij stil te staan, elke verbetering vanzelfsprekend te vinden, maar dat is het niet.

Van de vele kuren die ik simultaan ondergaan heb weet ik dat dit de meest efficiënte is.
Ik was aanvankelijk sceptisch. Ik vond ook dat de kleigoeroe zijn kennis op een bizarre manier aan de man bracht. Toch moet ik toegeven dat zijn kuur werkt.
De lijst van de dingen die ik nu terug kan is ontzettend lang.
Je kunt gerust stellen dat ik vrijwel normaal functioneer.
Ik weet niet hoe mijn lichaam zou reageren als ik nu mijn werk voltijds zou hervatten.
De vrees is groot en waarschijnlijk terecht dat dit me meer slecht dan goed zou doen.
Thuis rust ik veel, zeker psychisch. Geen stress.
Een dag per week geef ik weer les, aan de kinderen die ik vorig jaar moest achterlaten.
De kinderen zie ik graag en lesgeven is een passie van mij.
Dit geeft me veel voldoening. Ik hoor er terug bij. Ik ben economisch rendabel.

Vorig jaar solliciteerde ik op de educatieve dienst van een museum voor beeldende kunsten.
De secretaresse belt me nu, zeven maanden later, op om te zeggen dat ik de job krijg.
Kinderen van de lagere school rondleiden en workshops geven in de namiddag.
Een droom die werkelijkheid wordt.
Op freelance basis werken.
Ideaal, gezien mijn toestand.

Ik kan het tempo zelf bepalen, wat gas terug nemen als ik voel dat het te veel wordt.
Werken rond kunst met kinderen, wat een privilege.

Op een bewolkte dinsdag rijd ik anderhalf uur op het traject dat maar een veertigtal minuten hoeft te duren. Er is file op de ring rond Brussel èn ik rijd hopeloos verloren.
Het is ochtend en ik voel me kiplekker.
Ik observeer de gezichten achter de voorruiten van de auto's op de rijstroken links en rechts van mij.
De mensen die zich tussen mij en mijn voorligger willen wringen geef ik teken dat ze dat gerust kunnen doen. Ik werp ze mijn betoverende glimlach.

In de rustgevende tuin van het openluchtmuseum, waar ik dus binnenkort zelf zal gidsen, loop ik mee met een jonge ervaren gids. De tentoongestelde beelden boeien me mateloos.
Het is een aparte wereld waarin ik me graag verlies.
Het buitenzijn doet me goed. Ik heb me al altijd beter buiten dan binnen gevoeld.

❖

*We rijden anderhalf uur op het traject Ruisbroek-Blankenberge.*
*Hugo, mijn kleigoeroe, heeft een nauwkeurige wegbeschrijving gegeven, zodat we vrijwel direct de straat vinden waar hij woont.*
*Het is een banale straat met rijhuizen zoals er dertien in een dozijn zijn.*
*Zonder dat ik het huisnummer weet herken ik zijn huis.*
*Er hangen koperen plaatjes met bizarre titels als 'meester-tovenaar' en 'wereldrechtbank'.*
*De manier waarop deze man zich profileert stuit me wel een beetje tegen de borst.*
*Hij lijkt wel tot één of andere sekte te behoren.*
*Had Günther me dit dieet niet aangeraden, dan had ik er nooit willen aan beginnen.*
*Ondertussen weet ik beter.*

*We bellen en zijn beeldmooie Zuid-Amerikaanse vrouw opent de deur. Haar peuterdochter begroet ons verlegen van tussen de knieën van haar mama.*
*Hugo vraagt of we even geduld willen hebben. Voor ons zijn nog drie vrouwen die elk hun verhaal doen en om hulp vragen.*

*Hij moet het gesprek constant onderbreken voor telefoontjes van mensen die uitleg willen over de kleikuur.*
*We worden ontvangen in een bescheiden rommelige kamer. Er hangen artikels op over deze man die mensen heeft kunnen genezen die door de klassieke geneeskunde opgegeven werden.*
*Hij bezocht tweeënvijftig landen en leerde bij primitieve gemeenschappen over de helende kracht van klei.*

*We vragen meer uitleg over de kleikuur.*
*Hij ratelt maar door.*
*Zegt dat hij de enige genezer is die zelf neemt wat hij voorschrijft.*
*Voegt het woord bij de daad.*
*'Olijfolie is goed voor pezen, gewrichten en spieren.'*
*Even later drinkt hij een grote slok van de fles olijfolie.*
*'Toversnoepjes met peersmaak, op basis van vitamine C. Ze brengen een opstoot van energie teweeg. Biergist laadt de lever volledig op.' En hij werkt een handvol pillen naar binnen.*
*Hij vertelt een anekdote over een vrouw waarvan het been moest geamputeerd worden.*
*Het been werd gered door er maandenlang kleikompressen op te leggen.*
*Woedend is Hugo met een steen het raam gaan ingooien bij het huis van de dokter die de amputatie nodig achtte.*
*Wat een fanatiek man.*

*Fonne en ik nemen afscheid en verlaten na bijna twee uur luisteren de chaotische woning.*

❖

Ruim een maand volg ik de kleikuur en het dieet niet meer.
Noem het gebrek aan wilskracht.
Ik weet het niet.

Het is verbazingwekkend hoe ik achteruit ben gegaan.
Zwemmen doe ik niet meer.
De gitaarcursus waarvoor ik me begin dit schooljaar engageerde stopte ik abrupt.
Te ver, te veel lawaai, te vermoeiend.
Het effect dat lawaai op me heeft is toch wel opvallend.

Een drukke popsong, geroezemoes in de winkel, het maakt me soms letterlijk ziek.

De was van één maand is een onoverzienbare chaos.
De klerenberg is zeker één meter hoog en zeven meter lang.
Ik schrik er van dat ik van zoveel kledingstukken het bestaan niet meer afwist.
Mijn korte geheugen functioneert dus echt wel niet.
Alle kleren die recent gekocht zijn geweest kon ik me niet herinneren.
Blijkt dat Luna wel degelijk over een heel arsenaal pyjama's beschikt.
Ik dacht dat ze zonder zat.

Ik kan het niet meer aanzien hoe de trap bezaaid ligt met vlokken.
Dit karwei wordt steeds uitgesteld wegens te vermoeiend.
Verlengsnoer inschakelen.
Stofzuiger meezeulen.
Mijn laatste krachten worden gebundeld.
Telkens wanneer iemand vraagt om boven naar het toilet te mogen, zak ik door de grond van schaamte.
Ik moet dan mijn privacy prijsgeven.
Ja, kijkt u maar aandachtig rond.
Zie daar de was.
Let op waar u loopt in de badkamer.
Het toilet en het bad zullen weldra gekuist worden.
De tandpastasporen in de wasbak verdwijnen binnenkort als sneeuw voor de zon.
Ik ben nagenoeg altijd thuis, maar slaag er niet in mijn huishouden behoorlijk te doen.
Onze wasmachine staat in de kelder.
Dat betekent dat ik was van de badkamer -één hoog- naar de kelder moet brengen.
Los van het feit dat een wasmand veel weegt, is al die trappen doen er te veel aan.

Beneden kan ik het nog net aan alles opgeruimd en proper te krijgen.
De boven is er te veel aan.
Beneden komt er een toilet.
Wat verlang ik daar naar.
Geen pottenkijkers meer boven.
Ik zal er een mooi voetmatje leggen.

En een schaaltje potpourri.
Nog even geduld.
Het komt er wel.

❖

Het is donderdag.
Ik voel dat het vandaag niet zal gaan.
Al ga ik maar één dag werken, 't lijkt er vandaag één te veel.
Rustig moet ik blijven.
De kinderen zijn rumoeriger dan anders.
Dat zal wel aan mij liggen.
Ik heb de kracht niet de klas in handen te nemen.
Toch doe ik het en bekoop dat met mijn laatste energie.
Denken gaat wel.
Mijn hoofd en mijn nek doen zo'n pijn.
De lessen die ik moet geven zijn saai.
Vandaag lukt het duidelijk niet.
Meestal word ik op donderdag pas in de namiddag moe.
Nu is het elf uur en ik weet niet hoe ik dit nog langer volhoud.
Ik betwijfel of het een goede keuze was terug te gaan werken.
Emotioneel gezien had ik het echt nodig.
Fysiek valt het me zo zwaar.
De bel gaat.
Godzijdank.
Er komt een vrouw naar me toe.
Dat moet Karin zijn.
Ze stelt zich voor en we geven elkaar een hand.
Ik schrik van haar verschijning.
Ze lijkt zo ontzettend op mijn therapeute, op Lut.
Net zo stijlvol, ingetogen sterk en frêle terzelfdertijd.
Ze stelt me vragen die netjes op de achterkant van een envelop geschreven staan.
Ik betwijfel het of ze veel aan mijn antwoorden heeft.
'We kunnen misschien eens afspreken bij mij thuis. Dan kunnen we verder praten,' stelt ze vriendelijk voor.
Het lijkt me een goed idee.
Ik neem afscheid en zigzag naar huis.
Voel me verschrikkelijk slecht.

Fonne heeft weinig medelijden.
Ook al komt dat hard aan, hij heeft gelijk.
't Is eenvoudig: kleikuur doen en gezond zijn, kleikuur niet doen en aftakelen.
Ik deed het nu bijna drie maand.
Om de één of andere bizarre reden lukt het me niet meer.
Ik moet de kuur voortzetten.
Ik heb geen zin mijn werk op te zeggen.
Ik wil niet langer een wrak zijn.
Straks ben ik weer van waar ik kom.

Ik lig te schreien in mijn zetel.
De krampen en pijn in mijn nek, en de pijn in mijn hoofd zijn ondraaglijk.
Dit hou ik geen leven vol.
Dood wil ik zijn.
Dat lieg ik.

Had ik nu toch maar de kracht dat stomme fuckdieet te doen.
De klei en de vitamine C komen mijn strot uit.
Waarom mag ik geen taartjes en snoepjes eten?
En waarom, in godsnaam, word ik dikker van elk taartje dat ik eet.
Slank wil ik zijn en vooral: gezond.
In de spiegel wil ik vanavond niet kijken.
Mijn spiegelbeeld zou me afstoten.
Ik verfoei mijn gebrek aan doorzettingsvermogen.
Bovenal: ik wil dit lichaam en deze geest niet meer.

IK BEN HET MOE!!!

❖

Ze weent.
'Ik wil chocomelk!'
'Luna, er is geen melk, mama moet er gaan kopen in de winkel.'
'Ik wil chocomelk, chocomelk, chocomelk.'
'Stop ermee, er is geen we moeten er halen.'
'Nu halen, ik wil chocomelk!'
'Hou op alstublieft, ik kan er niet tegen.
Fonne, doe haar stoppen, ze moet stoppen met wenen.'
Ze is razend en weent hysterisch.

Is uitgeput.
Chocomelk, knuffel en dan slapen.
Haar vast ritueel wordt doorbroken.
Ze neemt het ons kwalijk.
Ik moest melk halen vandaag, ben het vergeten.
Wat een hel.
Ze weent en weent en ik voel het laatste restje energie uit mijn lijf wegglippen.
Het geween tolt rond in mijn hoofd, de onmacht maakt me agressief.
Waarom kan ze nu niet stoppen met wenen.
Waarom drinkt ze nu niet voor één keer fristi.
Lunaatje, lieve schat, er is geen melk.
Ze is ontroostbaar.
Fonne wordt radeloos.
Wordt agressief.
'Oh neen Fonne, begin jij nu niet.'
Ze valt in slaap in de zetel.
Haar fijne haar krult van het zweten.
Fonne draagt haar teder de trap op.
Eindelijk rust.
We kijken TV, 'Man bijt hond.'
Ik hou wel van die steeds terugkerende programma's.
Alle dagen 'journaal', 'Man bijt hond' en dan 'Thuis'.
Simonneke weent.
Ze weent altijd.
De Frank leeft nu bij de clochards.

Oh nee, ze weent.
'Mama, mama!'
'Fonne, ga jij, ik ben moe.'
Zucht.
Hij is ook moe.
Sust haar.
Ze slaapt verder.
Fonne komt naar beneden.
Bonk, ze valt uit bed.
Weent.
'Ga jij nu?' vraagt Fonne.
'Ok.'
Het duurt erg lang eer ik naast haar bed sta.

Ik hou haar tegen mijn lichaam.
Haar buikje tegen die van mij.
Ze legt haar hoofdje tegen mijn nek.
Ik geniet en blijf even zitten.
Leg haar in bed.
Strompel de trap af.
Ga liggen in de zetel.
Aftiteling.
'Iedereen zoekt een thuis, want wie kan er zonder.
Zo gewoon en toch bijzonder dat is thui-uis.'
Ik zing de tweede stem, het is vals.

❖

Ik volg de wegbeschrijving die Karin me gegeven heeft.
Ze woont niet zo ver.
Al woon ik in een grauw arbeidersdorp en zij in een aanpalend rijke en groene gemeente.
Ik schrik als ik het huis met nummer 67 zie.
Is dit een vergissing?
Blijkbaar niet want Karin heeft me gezien en komt me vrolijk tegemoet.
Wat een ontzettend mooie villa en wat een aimabele tuin!
Goed doorgevoerde structuur buiten, ietwat afstandelijk ogend omdat het op een helling is gebouwd.
Binnen komen de goede smaak en de warmte, het kwetsbare, je tegemoet.
Alsof dit huis haar persoonlijkheid weerspiegelt.
We wisselen informatie uit.
Karin leest weer vragen af die ze op de achterkant van een envelop geschreven heeft.
We praten over gevoelens.
'Ik heb het moeilijk als CVS-moeder van drie kinderen.' Ze zegt het aarzelend alsof ze zich schuldig voelt.
'Mocht op school foto's gaan kiezen om bij te bestellen. Foto's van ons jongste zoontje.
Hij zou er goed op staan, andere mama's hebben het me verteld.
Totnogtoe had ik de kracht niet tot aan zijn klas te geraken. Nu ben ik te laat.
De bijbestellingen zijn gedaan.'
'Misschien kan Arthur dat in het vervolg voor jou doen. De juf zal dat wel begrijpen. Tenslotte ziet hij toch ook op welke foto's zijn broertje staat,' repliceer ik impulsief.

'Ja, dat is inderdaad een mogelijkheid. Heb ik nog niet aan gedacht.
Ik heb ook gevraagd aan de juf of zij ervoor kan zorgen dat Maxim niet meer in de zandbak speelt. Het is gruwelijk van me, maar, als hij thuiskomt zitten zijn kleren vol zand.
Ik heb de kracht niet om hem elke dag in bad te wassen. Bovendien ligt het huis vol zand. Ik kan dat niet iedere keer opkuisen.
Zijn juf keek me verbaasd aan toen ik het haar vroeg.
Ze veroordeelde me, ik kon het zien aan haar ogen.'
'Weet ze dat je ziek bent?' vraag ik haar vol medeleven.
'Ja, ze weet het, maar kan zich blijkbaar niet inleven in mijn situatie.'
'Het is niet gemakkelijk om een chronisch zieke moeder te zijn.'
We glimlachen naar elkaar.
'Ik stuur mijn dochtertje naar de crèche. Voltijds, terwijl ik maar één dag werk. Ik kan het niet aan om zelf voor haar te zorgen. De mensen in mijn omgeving kunnen daar begrip voor opbrengen. Maar, ik voel me zo ongelooflijk falen als moeder.' Ik bedwing mijn tranen.
'Andere mensen gaan toch werken en hun kinderen gaan ook voltijds naar de opvang.
Zij falen toch ook niet?'

Voor het eerst besef ik dat ik dit soort contact met een lotgenote nodig heb. Want, hoe andere mensen ook geprobeerd hebben begrip te tonen, zo dichtbij is nog nooit iemand geweest.

❖

Het is zes uur.
The bold and the beautiful weer op TV.
Ik heb ruim een week niet meer gekeken.
Veel zal ik wel niet gemist hebben.
Het verhaal, of wat daar voor moet doorgaan, ontwikkelt zich duizelingwekkend traag.
En op een jaar tijd is iedereen wel eens met iedereen geweest.
Ongeloofwaardiger kunnen de koppels niet meer worden.
Toch blijft het me boeien.
Ik schaam er me niet voor.
Het is complete bullshit, maar ik geniet ervan.
Ik las eens dat soaps zo populair zijn omdat het de mensen hun eigen leed doet vergeten.
Hoe groter de tegenslagen en intriges in de soap, hoe meer je de indruk krijgt dat het bij jou nog wel meevalt.

Dit betwijfel ik.
Soms kan ik me niet van de indruk ontdoen dat ik ook in een soap leef.
Een Schwarzwaldkliniek-soap.

*Tring tring*
*'De bel gaat. Dat zullen Taylor en Ridge zijn.'*
*'Kom binnen. Dag Taylor, dag Ridge.'*
*'Dag Stephanie.'*
*'Dag moeder.'*
*'Je ziet er weer stralend uit Taylor.'*
*'Dank je, Stephanie. Jij ziet er ook beeldig uit.'*
*'Dank je.'*
*'Mama Stephanie, Taylor en ik zijn nog nooit zo gelukkig geweest.'*
*'Ja, jullie lijken me heel gelukkig samen.'*
*'Oh ja, mama Stephanie ik ben zo gelukkig met Ridge.'*
*'Het is een goede beslissing, terug met Ridge samen te gaan leven. Tenslotte zijn jullie toch getrouwd.'*
*'De relatie die ik met papa Eric had was ook bijzonder, maar dit is toch anders. Eric hoort bij jou, Stephanie.'*
*'Ja, en Eric en ik zijn nu terug samen. Uiteindelijk zijn we toch al dertig jaar getrouwd, dat schept een band.'*
*'Vader en jij horen samen, mama Stephanie.'*
*'Ja, en jij en Taylor ook, Ridge.'*
*'Hahahaha.'*
*'Ja, en ik zie jullie graag en jullie vader ziet je ook graag.'*
*'En wij houden van jou, moeder, en van vader ook natuurlijk.'*
*'Thorn gaat scheiden, Ridge. Hun tweede huwelijk was gedoemd om te mislukken.'*
*'Dat meen je niet, wat zeg je, scheiden?'*
*'Ja, Thorn gaat scheiden van Macy.'*
*'Maar ze houden toch van elkaar?'*
*'Ja, ze houden van elkaar, maar ze willen een tijd afstand nemen. Daarna zien ze nog wel.'*
*'Arme Thorn.'*
*'Het leven neemt soms rare wendingen aan.'*
*'Zeg dat wel.'*
*'Taylor, wij blijven altijd samen hé?'*
*'Oh ja, Ridge, voor altijd en altijd. Wij gaan nooit meer uit elkaar.'*
*'Ook niet voor Brooke?'*

*'Neen, ook niet voor Brooke. Brooke is verleden tijd.'*
*'Ze heeft me bedrogen om me te kwetsen. Ze wilt me nu terug. Maar ik kies voor jou.'*
*'Pas op Ridge, ze is sluw. Ze zal jou en Taylor uit elkaar willen drijven.'*
*'Ik laat niets of niemand ooit nog tussen ons komen.'*
*Tring. Tring.*
*'Wie kan dat zijn?'*
*'Ja, wie is dat nu?'*
*'Brooke. Wat doe jij hier? Ik heb je verboden nog hier te komen.'*
*'Laat me door, Stephanie, ik kom voor Ridge.'*
*'Voor Ridge? Ga weg, hij wilt jou niet meer.'*
*'Ik kom zijn zonnebril brengen. Hij is die gisteren bij mij vergeten.'*
*'Wat, Ridge, zeg dat het niet waar is!'*
*'Kalm nu Taylor, het stelt niets voor. Ik ben alleen maar dag gaan zeggen, het vermelden niet waard.'*
*'Ah ja, vond je het dan niet leuk gisteren, Ridge?'*
*'Taylor, loop niet weg. Brooke liegt.'*
*'Ridge, ik ben het spuugzat. Je hebt blijkbaar je keuze nog altijd niet gemaakt. Ik ga bij je weg. Mijn besluit staat vast.'*
*'Maar Brooke, ik was alleen maar mijn tennisraket gaan terughalen. Die had ik nog laten liggen. Zo kan ik met jou gaan tennissen.'*
*'Is dat de reden, Ridge?'*
*'Ja, ik zweer het op het hoofd van mijn kinderen.'*
*'Brooke, verlaat onmiddellijk dit huis. Ik wil dat je uit mijn leven verdwijnt. Ik heb nu een andere vrouw. Mijn vrouw.'*
*'Oh, ik dacht het wel Ridge. Hoe kon ik jou nou niet geloven.'*
*'En dat voor een psychiater.'*
*'Hahaha.'*

❖

Ik neem twee pijnstillers in.
Kam mijn haar, doe parfum op en kleed me een beetje op.
Al voel ik me rotslecht, deze avond ga ik uit met een paar vriendinnen.
Ze hebben in de keramiekles een aantal potten in primitieve ovens gebakken.
In ijzeren tonnen met zagemeel.
Deze avond gaan de ovens terug open en gaan we het resultaat bekijken.
Wat had ik graag meegedaan.
De afgelopen weken had ik daarvoor niet genoeg energie.

Eén pot heb ik gemaakt en hij is gebarsten.
Zieke vrouw maakt zieke pot.
(Belachelijk, zoveel zelfmedelijden)

In de bar van de tekenschool zitten mijn vriendinnen. Ze zijn mooi opgekleed.
We zijn elkaar meer gewoon in afgedragen kleren.
Er wordt hartelijk gelachen.
Ze informeren naar hoe het met me gaat.
Belabberd zeg ik.
'Het hangt mijn keel uit om altijd ziek te moeten zijn,' zeg ik hen.
We giechelen als bakvissen om futiliteiten.
Om een collega die bij Lieveke op bezoek was en een pruik zag liggen op de salontafel.
Alsof haar man die dag zijn pruik was vergeten op te zetten.
Van een minnaar misschien, vragen we ons af.
We proesten het uit.
We zetten ons gesprek verder in een bekakt café.
Lieveke is goed op dreef en hangt de clown uit.
Mijn buik doet pijn van zoveel lachen.
De mensen aan de tafeltjes rondom ons kijken, hun wenkbrauwen fronsend, onze richting uit.
Heerlijke avond toch.
Zotte mensen.

Hildeke en ik, we gaan samen weg om middernacht.
Arm in arm gaan we op weg naar de auto, we moeten een stukje door het bos gaan.
We stellen vast dat er drie categorieën van mensen zijn.
De eerste categorie kan niet om met lijden en weet zich geen houding aan te meten als ze daarmee geconfronteerd worden.
Een tweede categorie baalt erom, minimaliseert en wil er niks mee te maken hebben.
Een derde categorie kan er mee om, luistert voornamelijk en probeert steun te geven.
Lijden heeft toch zin, het brengt mensen dichter bij elkaar.
Het leert ook het leven op een andere manier te bekijken.
Het leert intenser te genieten.

❖

De telefoon gaat.
Het is Karin.
Ze vraagt me of ik zin heb om mee te gaan naar een lezing over CVS.
Zij heeft het georganiseerd.
Het vindt plaats in een kasteel een eindje hiervandaan.
Natuurlijk heb ik zin.
We spreken af dat ik haar morgenmiddag kom halen.

Ik loop even binnen en ze verwisselt haar tussen-de-teen-slippers voor sobere, stijlvolle schoenen.
We praten even bij.
Ze is een beetje zenuwachtig en gehaast.
Slaat de deur achter zich dicht en realiseert zich te laat dat de sleutels nog binnen liggen.
De deur is op slot.
'Je man?' vraag ik in de overtuiging dat dit dé oplossing is.
'Hij is een week op zakenreis in Jordanië.' Ze antwoordt behoorlijk overstuur.
Ik moet lachen.
'Je ouders?' probeer ik voorzichtig.
'Natuurlijk, dat ik daar niet aan gedacht heb, kom we gaan er meteen naartoe.'
Ik start de wagen en we lachen hartelijk.
'Ik heb mijn sleutels eens in de auto laten liggen. Fonne was ermee weggereden.
Hij moest die dag naar het buitenland.
Luna was bij mij gebleven.
Ik kreeg bezoek van Veerle.
Kon haar niet binnenlaten.
Uiteindelijk is ze door het benepen kelderraampje naar binnengekropen.
Haar kleren zaten onder de spinnenwebben.
Gelukkig is ze klein en heel erg slank.
We hebben wel gelachen.'

'Pas op!' Karin verheft angstig haar stem.
Ik sta recht op mijn rem. Zit door het rood licht.
Aarzel.
Kan niet terug.
Vlug verder.
'Sorry, we kunnen misschien beter even niet meer praten.'
'Lijkt me een goed idee.' Ze zegt het gerustgesteld.

We parkeren de auto aan de bomen naast het kasteel.
Karin kent hier blijkbaar veel mensen.
Ik ben een groentje en voor één keer ben ik wat verlegen.
Herken een vriendin van me.
Ze is toch gekomen al gaat het slecht met haar.
We zijn blij elkaar te zien.
Drukken onze mollige lichamen tegen elkaar, slaan onze armen rond de rug en genieten van de warmte die ons lichaam aan elkaar afgeeft.

❖

Fonne komt thuis en kust me dag.
Kust Luna ook.
'Maak je klaar, we gaan boodschappen doen.'
Hij doet een plas in het toilet op het terras.

Het is er eindelijk gekomen, dat toilet beneden.
Mensen gaan niet langer meer naar boven.
Geen indringers meer in onze privacy.
Dankzij Dirk, Fonnes iets oudere broer.
Hij heeft in ons huis zowat alle werken uitgevoerd die voor mij belangrijk waren.
Zegt nooit veel.
Maar als de wanhoop me te veel wordt, trek ik bij hem aan de alarmbel.
Kort daarna is hij er.
Hij heeft dan zijn versleten jeans vol verfplekken aan en zet het materiaal dat hij meebracht zorgzaam klaar.
Neemt zijn breedgeschouderde broer onder zijn vleugels en vliegt erin.
In een mum van tijd is de klus geklaard.
Hij veroordeelt nooit de chaos waarin hij bij ons terechtkomt.
Gaat onopvallend terug van waar hij gekomen is.
Merkwaardig man.
Integer man.

Maar goed, we gaan dus boodschappen doen.
We trekken de deur achter ons dicht.
Gaan zitten in de auto.
Lijstje vergeten, effe terug binnen.
Deur toe.

Jas zit ertussen.
Terug open, terug dicht.

Fonne zet een muziekje op.
Hij heeft de illusie dat dit een CD is die me niet piepelzenuwachtig maakt.
De zangeres zingt traag mooie melodieën.
Maar de begeleidende instrumenten verknallen het voor mij.
Ze irriteren me mateloos. Ik probeer me te beheersen.
Ik wil Fonne zijn plezier niet ontnemen.
Luna klakt met haar tong.
Nog meer geluid.
'Kom, beheers je, doe niet zo onhebbelijk,' denk ik. Ik probeer rustig te worden.
De geluiden heksen in mijn hoofd.
Spoken rond en drammen en drammen.
Mijn hoofd spat uiteen. Mijn lijf komt in opstand.
Alle energie loopt weg.
Ik wil het niet.
Het moet stoppen.
'Fonne, sorry hoor, maar mag de muziek uit?
Ik word er echt ziek van. Kan er echt niet tegen.'
Hij drukt agressief en teleurgesteld de stoptoets in.
De muziek houdt op.
Wat een verademing.
'Het lijkt wel alsof je je best niet doet.'
'Heb ik wel gedaan,' zeg ik met een zwak stemmetje.

We stappen uit en nemen een winkelkar.
Proppen hem vol met drank, eten en schoonmaakproducten.
Ik ga aan de grote kuis beginnen.
We schuiven aan in een ellenlange rij.
Luna is braaf en wacht geduldig.
De artikelen in onze kar worden gescand.
Wc geurblokjes dennefris – piep – een doos melocakes – piep – fruitkaasjes – piep – tampons regular – piep – een vloermat – piep – Ara pils – piep – ansjovis in olie (is Luna dol op) – piep – een zakje potpourri – piep – een pyjama drie jaar – piep – volkorenbrood gesneden – piep – video Pinokio – piep
Even later komt de factuur uit de machine die een paar meter verder staat.
Fonne betaalt met zijn betaalkaart.

'Shit, saldo ontoereikend. Heb jij cash?'
'Neen,' antwoord ik hem stil.
We excuseren ons en verlaten met een rood hoofd de winkel.
Zowat iedereen in de ellenlange rijen achter ons heeft nu gezien dat wij niet kunnen betalen.
Fonne loopt twintig meter voor me uit.
Ik laat hem best even uitrazen.
Luna weent omdat ze haar fruitkaasjes heeft moeten achterlaten.
Het geween tolt door mijn hoofd.

'Hoe kan dat nu?' Hij maakt geen oogcontact en probeert zich te beheersen.
'Tja, de ziekenkas heeft weer eens niet gestort zeker?' antwoord ik schamper.
'Ik zet jullie thuis af. Haal geld van de spaarrekening (hierop storten we een klein deel van mijn uitkering omdat deze niet belast is) en ga betalen.'

Die eeuwige geldzorgen toch.
Ik hou maar de helft over van wat ik vroeger verdiende.
Daarvan gaat de helft naar medicatie en doktersbezoeken.
We besteden ons geld niet eens onverantwoord.
En toch, steeds die geldzorgen.
We kunnen toch niet weer aankloppen bij mijn schoonouders.
Ik durf het niet meer zeggen.
Hij ook niet.
Het is zo vernederend.
Hoe komen we hier weer uit?

Ik check de afschriften en de ziekenkas heeft me inderdaad weer twee maand niet uitbetaald.
Ze hebben weer niet vooraf verwittigd.
Dat wordt weer bellen.
De vier jaargetijden.

*'Bonjour. Si vous parlez français, appuyez sur le un. Goedendag. Spreekt u Nederlands, druk op twee. Bent u al aangesloten bij dit ziekenfonds, druk op één? Wenst u lid te worden, druk op twee.*
*Al onze lijnen zijn bezet. Wij doen het nodige om u te helpen. Gelieve aan het toestel te blijven.*
*Ondanks onze inspanningen kunnen wij u nog altijd niet te woord staan. Wij helpen u zo dadelijk, gelieve aan het toestel te blijven.'*
*Vivaldi.*

*'Hallo, mag ik uw aansluitingsnummertje?'*
*'Hallo, Virginie Gyselinck, nummer 1270845120744. Kunt u mij doorverbinden met de dienst uitkeringen alstublieft?'*
*'Wat is het probleem, mevrouw?'*
*Blijkbaar hebben ze nu iemand aangesteld die de boel coördineert. Niet slecht, ze is ook nog vriendelijk.*
*'Ik weet niet of u mij kunt helpen. Ik heb reeds twee maanden geen uitkering meer gekregen. Ik vraag me af wat er mis is.'*
*'Moment, ik doe even navraag.'*
*Leuk, deze aanpak bevalt me wel. Nu word ik niet constant doorverbonden naar verschillende diensten. Naar mensen die ik erger.*
*'Ja, mevrouw, er is blijkbaar een probleempje op de medische dienst. Dienst uitkeringen wacht op een goedkeuring van de adviserend geneesheer. Ik bel even met de medische dienst, momentje.'*
*Daar gaan we weer.*
*'Uw dossier ligt bij de adviserend geneesheer, hij zal zo vlug mogelijk uitspraak doen.'*
*'Mevrouw, ik kreeg bericht van de arts dat er een beslissing is genomen. Alles is in orde.'*
*'Ja, dan is de medische dienst blijkbaar nog niet op de hoogte gebracht. Ik bel even terug.'*
*Zucht.*
*'Mevrouw Gyselinck, euh, de medische dienst heeft een attest nodig van uw werkgever. Van zodra zij dit hebben wordt u uitbetaald.'*
*'Ja maar, ik faxte toch een attest van mijn huisarts dat ik werkonbekwaam ben tot het einde van het schooljaar?'*
*'Maar toch hebben wij een attest nodig van uw werkgever waarin hij bevestigt dat u in de maanden mei en juni niet gewerkt hebt.*
*Dag mevrouw Gyselinck.'*

*Ongelofelijk vind ik dit.*
*Wat me vooral enerveert is dat ik nooit word ingelicht. Ik heb hen nochtans al twee keer beleefd en schriftelijk gevraagd of het mogelijk is me te verwittigen als er een document ontbreekt.*
*Het zal hen een zorg zijn dat ik geen eten meer kan kopen.*
*Ik bel mijn werkgever meteen.*

*'Hallo, Virginie Gyselinck.'*
*'Dag Virginie, alles goed?'*

*'Ja, dat gaat wel. Ik heb problemen met het ziekenfonds. Heb twee maanden geen uitkering meer ontvangen. Ze vragen een attest waarin jullie verklaren dat ik in de maanden mei en juni niet komen werken ben.'*
*'Meen je dat nu?'*
*'Ja, kan je daarvoor zorgen? Ik geef je het faxnummer door. Wil je het sturen ter attentie van de heer Dooghe?'*
*'Ok, ik fax het meteen door.'*
*'Kan je meteen ook een attest opstellen waarin jullie bevestigen dat ik eind juli ontslagen word? Anders heb ik deze zomer geen uitkering. En dan zijn jullie er niet.'*
*'Komt in orde.'*

*Morgen bel ik toch even naar de ziekenkas om te checken of het attest wel degelijk is gefaxt. Ik vertrouw niemand meer.*

*'Bonjour. Si vous parlez français, appuyez sur le un. Goedendag. Spreekt u Nederlands, druk op twee. Bent u al aangesloten bij dit ziekenfonds, druk op één? Wenst u lid te worden, druk op twee.*
*Al onze lijnen zijn bezet. Wij doen het nodige om u te helpen. Gelieve aan het toestel te blijven.'*
*'Hallo, goedemiddag.'*
*'Dag mevrouw. Virginie Gyselinck. Kunt u nagaan of de fax van mijn werkgever is aangekomen op de dienst uitkeringen?'*
*'Jazeker, ik doe even navraag.*
*Mevrouw Gyselinck? Ze hebben niets ontvangen, hoor.'*

*Daar gaan we weer. Ik bel meteen mijn werkgever.*

*'Dag meneer directeur. Ik vroeg gisteren uw secretaresse een attest op te sturen. Belde daarjuist met de ziekenkas en men heeft blijkbaar niets ontvangen. Mag ik u met aandrang vragen dat u het zo vlug mogelijk doorfaxt? Ik geef u het nummer. De fax moet gericht zijn aan de heer Dooghe.'*
*'Jazeker, Virginie, ik doe het meteen.'*

*'Bonjour. Si vous parlez français, appuyez sur le un. Goedendag. Spreekt u Nederlands, druk op twee. Bent u al aangesloten bij dit ziekenfonds, druk op één? Wenst u lid te worden, druk op twee.'*
*'Dag mevrouw, Virginie Gyselinck nogmaals. Ik bel om te verifiëren of het attest van mijn werkgever ondertussen is gefaxt. Hij zei me gisteren dat hij het meteen ging doen.'*

*'Ik bel even naar de dienst uitkeringen.'*
*De zomer, vierde deel, Vivaldi.*
*'Mevrouw Gyselinck?'*
*'Ja...'*
*'Dat is nog niet gebeurd.'*
*'Dag mevrouw.'*

*Je zou een boek kunnen schrijven alleen al over de contacten met officiële instanties. Jezus Christus, probeer maar eens voornaam te blijven.*

*'Hallo, Virginie nog een keer. De directeur zei gisteren dat hij de attesten zou faxen. Uw collega zei eergisteren hetzelfde. Het is nog steeds niet gebeurd.*
*Mag ik u vragen om alstublieft de nodige attesten naar mijn ziekenkas te faxen. Ik heb echt geen geld meer en zou graag eten willen kopen. Alstublieft, kunt u daar voor zorgen? Ik geef u het faxnummer van de dienst uitkeringen. De fax moet gericht zijn aan de heer Dooghe.'*
*'Virginie, ik beloof het u, ik doe het meteen.'*

*'Bonjour. Si vous parlez français, appuyez sur le un. Goedendag. Spreekt u Nederlands, druk op twee. Bent u al aangesloten bij dit ziekenfonds, druk op één? Wenst u lid te worden, druk op twee.*
*Al onze lijnen zijn bezet. Wij doen het nodige om u te helpen. Gelieve aan het toestel te blijven.'*
*'Hallo goedemorgen, Virginie Gyselinck. Ik bel nogmaals om te checken of mijn werkgever de dienst uitkeringen gefaxt heeft. Normaal gezien is dat gisteren gebeurd.'*
*'Momentje, mevrouw Gyselinck, ik verbind u zelf even door.'*
*'Neen, mevrouw, we hebben nog steeds niets ontvangen.'*
*Rustig blijven, Virginie. De aanhouder wint.*
*Godverdomme zeg, ik ben dat hier spuugzat!*

*'Hallo. Virginie. Ik vroeg ondertussen aan jouw collega, aan de directeur en aan jou om dat attest te faxen. Jullie hebben dat alledrie beloofd. Daarjuist belde ik mijn ziekenkas om het te verifiëren en nog altijd hebben ze niets ontvangen.'*
*Ik probeer me te beheersen. Deze man vind ik sympatiek en misschien ligt de fout wel bij de ziekenkas.*
*'Virginie, ik heb dat attest zeker gisteren gefaxt. Weet je wat, ik bel zelf even en regel alles. Ik bel je terug om te zeggen of alles in orde is.'*

*'Virginie? Ik heb gebeld en ze hebben dat attest blijkbaar ergens verkeerd gelegd. Ik heb hen onmiddellijk het attest opnieuw gefaxt en gevraagd mij terug te bellen na ontvangst. Ze hebben bevestigd dat vandaag nog je uitkering voor mei en juni gestort worden.'*

*Eerst zien en daarna geloven.*

# Hoofdstuk 7

Spiegel

De jongen zoekt bij de kapper baat,
in zijn schoot vallen blonde haren.
In de spiegel staat zijn jonge gezicht
jong naar de jongen te staren.

De grijsaard, na grijze, grijze jaren,
Zit bij de kapper met jicht.
In de spiegel, niet te verklaren,
Staart zijn jonge gezicht naar zijn oude gelaat.

*Harry Mulisch*
*Poetry International, Rotterdam, 1982*

Vier dagen geleden ben ik herbegonnen met de kleikuur.
Ik was vergeten hoe het voelde om gewoon te functioneren. Geen pijn, geen vermoeidheid. Mijn hoofd is helder en mijn lijf bruist van energie en leven.
Gisteren ben ik gaan werken. De avond ervoor had Fonne vernissage van zijn tentoonstelling in de Vrije Universiteit Brussel. Een erg geslaagde tentoonstelling overigens. Er verscheen een artikel in de Financieel Economische Tijd en een toonaangevende galerij op vlak van hedendaagse kunst wil zijn werk ook tonen.
Voor het eerst stond ik honderd procent achter Fonnes werk. Hij is zo onvoorstelbaar creatief. Geen materiaal is hem te min om mee te werken: afwassponsjes, petflessen, foto's. Wat ben ik trots op hem. Niettegenstaande het feit dat al onze vrienden beeldhouwers enkel beelden maken in steen, slaagt Fonne erin daar volledig afstand van te doen. Hij gaat zijn eigen weg.
Er waren zoveel vrienden gekomen en nadien zijn we met z'n allen naar een gezellig Italiaans restaurantje geweest. Het was twee uur voor we in bed lagen.
Tegen alle verwachtingen in ben ik gisteren van mijn werk thuisgekomen zoals iemand anders wellicht van zijn werk komt: met een gezonde vermoeidheid.
Het huis dat in rep en roer stond heb ik moeiteloos opgeruimd.
Vandaag ben ik wakker geworden van het gefluit van de vogels. Het is volop lente, de bomen staan in bloesem en het ruikt anders buiten. Het moet vandaag zo'n zestien graden geweest zijn. Een zalige lentedag waar ik met mijn gezond lichaam erg van genoten heb. Het is alsof alle smeerlapperij en al wat ziek is in mijn lichaam, stilletjes is weggegaan.
Ik ben nu vier dagen bezig en ik snap niet hoe het komt dat het maanden moest duren voor ik de moed had echt te herbeginnen. Hoe kan een mens in godsnaam vergeten hoe groot het verschil is tussen chronisch uitgeput zijn en volledig gezond.
Hoe komt het dat ik al die tijd liever snoepte en geen klei wou drinken, wetende dat mijn lichaam vrijwel normaal kan functioneren al na vier dagen kleikuur?
Fonne had echt wel gelijk in de talrijke conflicten die we hieromtrent gehad hebben.
Ik heb hem verfoeid omdat hij zo doortastend was, omdat hij me veroordeelde en geen begrip wou opbrengen voor het feit dat het me aan doorzettingsvermogen ontbrak.
Maar het moet inderdaad wel frustrerend geweest zijn begrip en sympathie te moeten opbrengen voor iemand die weigerde te genezen.
De laatste maanden ben ik zo verschrikkelijk slecht geweest. Dat een lichaam zo ellendig ziek kan zijn.

In ieder geval probeer ik het vol te houden deze keer. Het is niet vanzelfsprekend zo'n strenge kuur vol te houden als je het gevoel hebt genezen te zijn. De vorige keer lukte het me drie maanden, nu moet het langer.
Als ik het zes maanden zou kunnen volhouden dan ben ik wellicht volkomen hersteld.
Stel je voor, terug normaal functioneren, voorgoed. Enfin, ik zal maar met mijn voeten op de grond blijven staan.
Als ik me zo blijf voelen en als ik deze kuur kan volhouden, dan zal er een tweede kind komen. Fonne en ik verlangen er allebei erg naar. De voorwaarde blijft natuurlijk wel dat ik moet hersteld zijn.
Ik geloof erin en ik ga ervoor.
Dat iemand zo gelukkig kan zijn door normaal te functioneren...
De meeste mensen van mijn leeftijd zijn gezond en beseffen niet eens hoeveel geluk ze hebben.
Vroeger besefte ik dat ook niet.

De winter is voorbij en de lente stroomt door mijn aders. Mijn eens zo suffe en verwarde hoofd is helder. Toen ik daarnet opstond, voelde ik me niet zoals gewoonlijk, alsof ik de hele nacht doorgefuifd heb.
Eergisteren heb ik in Antwerpen gewinkeld met mijn schoonzus, een schat van een mens. We hebben kleren gekocht. Ik voel me terug een aantrekkelijke vrouw, zeker nu ik gezondheid en geluk uitstraal.
Daarna ben ik voor mijn verjaardag met twee vriendinnen naar een stemmig Thaïs restaurantje geweest.
Kris en ik hebben de helft van de nacht gespendeerd aan praten over relaties. Over waarom sommige vrouwen herhaaldelijk op nefaste mannen vallen, over de ideale relatie, over vriendschap en het nut van een analytische therapie. Wat het ons allemaal heeft bijgebracht.
Het moet halfvier zijn geweest voor ik in slaap ben gevallen. In de flat onder ons was een feestje bezig. De muziek stond hard, maar echt ergeren deed het me niet want ik vond de muziek erg mooi. Mats, de poes is op me komen spinnen en ik ben om halfnegen met een zalig gevoel wakker geworden.
In de trein heb ik genoten van de zon op mijn huid en van zoveel vrolijke mensen op weg naar hun bestemming. Fonne is me samen met Luna komen afhalen. Op ons terras hebben we elkaar omhelsd en ik ben beginnen huilen, van geluk. Om mijn lieve dochter, om mijn zo genegen man, om de herwonnen kracht en gezondheid. Het valt me moeilijk te beseffen wat er met mijn lichaam aan het gebeuren is. Het is alsof het irreëel is en straks alles terug anders zal worden.

Ik dans nu alle dagen bijna een uur op wilde multiculturele beatmuziek. Ik haal al mijn huishoudelijke achterstand op verbazingwekkend korte tijd terug in. Ik vrij zoals ik nooit eerder gevrijd heb. Ik zing, loop en geniet: de eens zo energieke en creatieve Virginie is terug van weggeweest! Sterker en bewuster en dankbaarder dan ooit tevoren.
Het is o-n-b-e-s-c-h-r-i-j-f-e-l-i-j-k heerlijk om zoveel herwonnen kracht te ervaren.

❖

Ik weet compleet niet meer wat ik moet denken en hoe ik me moet voelen, sinds mijn laatste consultatie bij de prof CVS die me behandelt.
Hij gaf me informatie die me doet huiveren. In ieder geval beweert hij me met tachtig procent zekerheid te kunnen genezen. Hij heeft me een behandelingsplan met antibiotica opgesteld dat ik mogelijk een jaar moet volgen.
De toekomst voor één bepaalde subgroep, die waartoe ik behoor, is hoopgevend want er is dus een grote doorbraak.
De laatste tijd voel ik me onwennig voor het bureau van dokter Elza. Ze heeft het zo verschrikkelijk druk dat ik me soms schaam haar voorschriften te komen vragen. Ze is open minded voor wat betreft CVS.
Ik toon haar een brief van de prof waarin het behandelingsplan wordt voorgesteld. De omgekeerde wereld lijkt het wel.
Een vriendin die ook een patiënte van haar is, heeft buiten mijn wil om dokter Elza verteld dat ik graag met haar eens een dagje naar zee wil gaan.
Ik zou het wel willen, met haar naar zee gaan.
Ze is me zo vertrouwd.
Het is een mooie wat oudere vrouw met rondingen, die de kracht heeft te kunnen genezen en vooral, ze kan zo warm zijn.
Sommige patiënten zullen zo het leven van hun arts wel behoorlijk zuur kunnen maken. Door bijvoorbeeld vage steeds weerkerende klachten te hebben, door te sterven aan zelfmedelijden en te klagen dat het niet meer mooi is of gewoon door lekker egoïstisch te zijn en geen rekening te houden met de tijd en privacy van hun dokter. De prof CVS vertelde me hoe sommige patiënten denken dat zij alleen op de wereld zijn, hoe ze hem opeisen en vals betichten.
Ik ging ervan uit dat iedereen zeer veel respect voor deze professor heeft omdat hij uiteindelijk echt wel het verschil voor ons CVS-patiënten uitmaakt. Zonder specialisten als hij hadden we wellicht geen recht op een inkomen. Al kan hij velen van ons niet genezen, hij probeert het wel. En hij kan ons tenminste een diagnose geven.

Het geeft rust en brengt, hoe raar het ook mag lijken, stabiliteit in ons wankele bestaan. Niks erger dan geen diagnose te hebben en versleten te worden voor leegloper.
(CVS werd vroeger 'de luie wijvenziekte' genoemd, zegt mijn schoonmoeder.)
Vroeger dacht men van MS ook dat het psychisch was en ook aids werd aanvankelijk toegeschreven aan een extreme vorm van stress.
Ik mis de klei.
Mijn lichaam wordt steeds zieker.
Vroeger kon ik dat tegengaan door klei te drinken.
Maar, ik heb ook vertrouwen in de prof en volg zijn behandelingsplan strikt.
Dus voortaan geen toverdrank meer.
Het is natuurlijk wel een stuk gemakkelijker zo een pilletje te slikken.
Als dit me op termijn kan genezen, waarom zou ik het dan niet doen.
Je zou zot moeten zijn.
Alle restanten van de bouw die in de tuin lagen, heb ik in onze bestelwagen geladen en daarna ben ik ermee naar het containerpark gereden.
Een impulsieve daad die me zuur opbreekt.
Neen, Virginie Gyselinck, jij bent niet gezond.
Jij bent ziek en niet meer in staat zwaar werk te leveren.
De pijn en die ellende die je nu doormaakt daar heb je zelf voor gezorgd.
Dom kind.

Mijn spieren worden gemixt in mijn armen en benen die wel kommen lijken.
Rechtop stappen wordt moeilijk.
Het evenwicht is weg en ik zak door mijn benen.
Het is alsof ze de roestige vering zijn van een afgedankte beplaste matras.
Mijn zicht is troebel, alles heeft zatte zwarte plekjes.
Ik ben platgewalst door een immense uitputting die venijnig en geniepig terug mijn leven is ingetreden.
Het lukt me niet langer Luna op te tillen.
Als ze bij mij in de zetel komt en ze wiegt haar lichaampje, voel ik twee uur later nog de pijn nazinderen.
Tranen bengelen stiekem langs mijn wangen.
'Mama is moe, hé!?', zegt ze met haar zachte stem.
'Ja, mama is moe,' antwoordt Fonne in mijn plaats.
Hij houdt mijn hand in de zijne.
Ze geeft me een nat kusje en streelt stuntelig mijn wang.

❖

Ik sta op.
Het is negen uur.
Was me en kleed me aan.
Wat zal ik aantrekken vandaag?
Ik moet nergens naartoe en niemand komt.
Wat zal ik doen vandaag?
Kuisen?
Ben te moe.
TV?
Niet weer.
Magazine lezen?
Ze komen mijn strot uit.
Boek?
Ik kan me niet concentreren.
Telefoneren misschien.
Naar wie?
Iedereen is gaan werken.
Gaan winkelen?
Ben te moe. (heb daar ook geen geld voor.)
Zucht.
Wat een zinloos bestaan leid ik soms toch.
Misschien kruip ik beter terug in bed?
Dan slaap ik de verveling weg.
Maar dan kan ik deze avond niet in slaap geraken.
Ik zet de radio aan en luister naar radio 1.
Een uitzending over bedplassen.
Luisteraars kunnen bellen en reageren.
Het is middag.
Prima, ik kijk naar het VRT-journaal en naar het weerbericht.
Zap daarna.
The bold and the beautiful op TF1.
Olé.
Sleur me de trap op en af en steek was in.
Hoog tijd want er ligt bijna geen ondergoed meer in de kasten.
Ben uitgeput.
Leg een rustige CD op en sluit mijn ogen.
Er wordt gebeld.
Ik open de deur en voor mij staat een jonge zwarte man.
'Heb geen schrik van een zwarte.'

Ik antwoord hem dat ik niet bang ben.
Koop een boekje met een aantal korte Afrikaanse verhalen in.
In mijn zetel lees ik een verhaal.
Vier uur.
Hoe verzamel ik genoeg energie om Luna af te halen aan school?
Trek een zwart lijntje boven en onder mijn ogen.
Het geeft me de illusie dat ik er nu beter uitzie.
Ik zoek mijn sleutels, vind ze niet.
Vind ze toch.
Sluit de deur achter me.
Start de wagen.

*De volgende dag.*

Karin belt aan en ik trek haastig mijn jas aan.
We gaan samen naar de film.
We houden allebei veel van film.
Walter, een goede vriend van me is docent aan de filmschool.
Hij stelde me voor om op dinsdagochtend naar de projectie te komen.
Het creëert voor Karin en mij de mogelijkheid om gratis een goede film te bekijken.
We moeten er wel voor naar Brussel.
Gelukkig heeft Fonne een alternatieve weg uitgestippeld.
Zo vermijden we de file.

We komen aan in de Kladaradatsch filmzaal.
Studenten film komen in bosjes binnen.
Jonge volwassenen, ietwat alternatief gekleed.
Neusbellen, heupbroeken, dreadlocks, er zijn er ook die minder opvallend voor de dag komen.
We voelen ons vreemd.
Straks wordt het donker en verdwijnen we in de film.
Walter doet het voorwoord.
Schetst de achtergrond van de filmmaker, licht de film toe.
Je hoort dat hij dictie gevolgd heeft.
Zijn uitspraak is perfect.
Het is een vlotte spreker.

Het licht wordt gedimd en de begingeneriek verschijnt.
Het is een aangrijpende film over de manisch-depressieve kunstenaar Jan Cox.

We worden ondergedompeld in een vreemde wereld van bijzonder kleurige schilderijen.
In een wereld van tegengestelde gemoedstoestanden.
De film gaat over lijden en creëren.
En over hoe periodes van lijden afgewisseld worden met periodes van bezield schilderen.
Hoe lijden ook inspirerend kan werken en dan toch ook weer niet.
De film doet me denken aan een vriend beeldend kunstenaar.
De gelijkenis is frappant.
Het beangstigt me.
De film loopt niet goed af.
De kunstenaar pleegt zelfmoord.
Ik huil en verstop gauw mijn verdriet want het wordt langzaam terug licht.
We verlaten de zaal en op de stoep adem ik diep in.
Ik vertel aan Karin wat ik voel en hoe ik de film ervaren heb.
We praten verder over gevoelig zijn en lijden. En hoe lijden mensen creatief kan maken.
Over hoe we moeten omgaan met mensen in onze omgeving die depressief zijn.
We hebben zelf niet veel fysieke kracht en toch willen we er voor onze vrienden zijn.
We moeten een evenwicht vinden, besluiten we.

'Als ik ooit later terug zal gaan werken, is dit wat me zal bijblijven. Die paar keer dat we samen naar de film kwamen. Dat we genoten en dat het gevoelens in ons wakker maakte.'
Ze zegt het overtuigd.

❖

**Van:** virginie@azuurnet.com
**Aan:** christeldeclopper@heatmail.be
**Onderwerp:** het wordt me teveel, ik moet er eens uit.

---

Christel,

Het gaat dus niet goed met me.
Ik vertrek binnen een paar uur naar zee met Luna.
Na de gebeurtenissen van de laatste weken gaat het fysiek bergaf.

Het is echter vooral emotioneel dat het voor 't eerst sinds een vijftal jaar zo slecht gaat.
Dokter Elza schreef me een antidepressivum voor. Ik heb er zelfs aan gedacht me te laten opnemen omdat ik het niet meer aankon vorige week.
Het beangstigde me dat de zelfmoordgedachte in me opkwam.
Vandaar dat ik terug antidepressivum moet nemen.
Ik denk niet dat ik het echt zou doen.
Toen ik dreigde financieel eronderdoor te gaan was dat voor mij wel de symbolische druppel.
Dankzij pa en ma wordt het op korte termijn geen fiasco, maar wat het op lange termijn wordt is zeer de vraag.
De kans bestaat dat ik voltijds moet gaan werken, als de testen OK blijken te zijn.
Ik weet met 100% zekerheid dat ik dan vlug zal aftakelen. Ik kan natuurlijk altijd ziek worden en op ziekenkas vallen, maar wie weet ben ik dan terug bedlegerig voor maanden.
Soit.

Na drie jaar ziek zijn moeten alle testen opnieuw afgenomen worden.
Daarna gaat er bepaald worden of mijn arbeidsongeschiktheid verlengd wordt of niet.

Enfin, we vertrekken naar zee, Lunaatje en ik.
Spijtig dat Fonne niet mee kan, maar die moet natuurlijk werken.
Het zal ons deugd doen.
De zee, de rust, de afstand.

Ik omhels je,

Virginie

**Van:** virginie@azuurnet.com
**Aan:** christeldeclopper@heatmail.be
**Onderwerp:** ik wil geen zelfmoord plegen

---

——Oorspronkelijk bericht——
Van: christeldeclopper@heatmail.be
Aan: virginie@azuurnet.com
Onderwerp: hoop

>
>
>Dag Virginie,
>Ik hoop dat je deze e-mail nog leest.
>Weet vooral dat ik heel veel van je hou, en dat je voor mij een HEEL grote houvast bent...
>Je mag gerust wat mij betreft naar zee vertrekken, maar ik wil vooral dagelijks contact.
>Niet dat ik je niet vertrouw, maar het feit dat Luna meegaat stelt me al gerust.
>Tot heel binnenkort, kom zeker naar je toe,
>Christel

Je moet niet bang zijn voor zelfmoord.
Daarom dat ik anti-depressivum neem.
Ik wil niet dood. Inderdaad goed dat Luna en Fonne er zijn.
Het is momenteel de enige reden waarom ik niet opgeef.
Maar ik ben het allemaal zo ontzettend beu.
Ik wil geen ziek lijf en een dronken kop.
Ik vertrek rond 1 uur.

x

❖

Ze is groot geworden, dat kleintje van ons.
We hebben afscheid genomen van de kinderverzorgster in de crèche.
Na de zomer gaat ze naar school.
Ze is niet zoals haar leeftijdsgenootjes.
Speels en vrolijk en alert is ze wel, maar ze is meestal moe.
In de speelzaal nemen de kinderverzorgsters nu haar matrasje weg waar ze zo vaak op gerust heeft.

Terwijl andere kinderen speelden, ging zij liggen.
Het ticketje van haar onafscheidelijke knuffel tegen haar neusje gedrukt, haar rechterduimpje in de mond.
Ik heb het lang verdrongen maar moet nu echt wel toegeven dat er iets mis is met haar.
Haar gezichtje is zo bleek, het lijkt wel doorzichtig.
Onder haar grote bruine ogen zijn er donkergrijze kringen.
Tegen mijn zin maak ik een afspraak met de professor.
Ik mag vrij vlug komen, een andere patiënte annuleerde net haar afspraak.
Fonne, Luna en ik wachten in de ons vertrouwde wachtzaal.
We moeten ontzettend lang wachten.
Luna wordt onrustig en onhandelbaar. Ze is moe en voelt zich vandaag niet lekker.
Eindelijk mogen we binnen.
De prof herkent ons en groet ons wat afwezig.
We spreken de angst uit dat ons dochtertje opvallend veel moe en ziek is.
Stellen de vraag of ze besmet kan zijn, eventueel via de bevalling.
De prof kent zo geen jonge patiëntjes, maar de mogelijkheid is inderdaad reëel.
Gezien de symptomen die wij beschrijven, haar voorkomen en achtergrond, besluit hij dat Luna mogelijk CVS heeft en wellicht het jongste patiëntje is van België.
Fonne en ik moeten slikken.
De prof kan haar bloed niet laten testen omdat ze te jong is.
Een pediater moet dat doen. Maar pediatrie wil in dit ziekenhuis niet meewerken.
Ik vraag of ik via mijn pediater haar bloed niet kan laten afnemen.
'Dat kan, maar dan moet je hier eerst gedroogvriesd ijs komen halen en dat staaltje dan na afname terugbrengen in het droge ijs.'
Onze pediater werkt graag mee. Na een hectische dag van heen en weer rijden is het bloed op de dienst, klaar om samen met andere bloedstalen naar Amerika te gaan.
Een viertal maanden later moet ik op consultatie komen om het resultaat van de afname te bespreken.
Ik durf niet te gaan. Temeer omdat onze homeopaat het vermoeden van de prof bevestigd heeft. Haar bijnier werkt slecht, problemen met de schildklier en zenuwstelsel. Typisch ziektebeeld van CVS.

Ik vraag aan Walter, of hij met me mee wil op consultatie.
Ben bang dat ik ter plaatse ga crashen.

Fonne moet werken, zoals iedereen op een maandagmorgen.
Walter moet niet werken, hij is in ziekteverlof.

De vervangwagen van de garage waarmee ik rij, werkt op mijn zenuwen.
Ik heb toch juist getankt in het benzinestation nog geen kilometer geleden.
De auto pruttelt en begeeft het.
We vallen stil in een drukke tunnel op weg naar het ziekenhuis.
De ochtendspits om acht uur.
Ik heb al geen energie en nu dit.
Godzijdank is Walter bij me.
De stress doet me geen goed.
We komen ongetwijfeld te laat, ik haat stress, het ontneemt me elke vorm van waardigheid.
Wat verderop in de tunnel zoek ik de noodtelefoon op en word ik verbonden met een hulpdienst.
Ruim een half uur later wordt de auto getakeld en wij een beetje verder afgezet.
Ik zal benzine in plaats van diesel getankt hebben.
Wat haat ik mezelf.
De bus brengt ons richting ziekenhuis.
Het duurt een eeuwigheid en toch niet lang genoeg.

Ik wil niet horen dat mijn dochter besmet is.
Ik wil niet dat zij moet lijden en uitgeput zal opgroeien.
Ze moet blaken van gezondheid en zijn zoals elk ander kind.
God, sta me bij, maak mij twee keer zieker maar ontneem alsjeblieft ons dochtertje haar gezondheid niet.

Het is gauw aan ons deze keer.
Mijn vermoeden wordt bevestigd: Luna is wel degelijk besmet.
Ik hoor niks meer, voel niks meer.
Apathisch ga ik mee met Walter richting cafetaria.
Het lijkt alsof ik verdoofd ben en niet kan vatten welk nieuws ik zojuist heb gekregen.
Walter relativeert sterk. Het brengt me tot rust.
Ik ben hem ontzettend dankbaar dat hij er ook deze keer voor me was.
'Graag gedaan,' zegt hij. Ik zie zijn beige regenjas steeds kleiner worden.

Het is Luna's allerlaatste dag in de crèche geweest. Als ik haar 's avonds afhaal, stromen de tranen langs m'n wangen als ik haar zie.

Lief kind van me, je bent ziek, denk ik.
Ik draai me om en neem haar jasje, knuffel en tutje veel trager dan anders uit haar kastje.
Ik verberg mijn verdriet. Omhels haar intens.
Waarom, in godsnaam waarom, moet deze ellendige ziekte ook deel gaan uitmaken van haar leven?

Fonne verbergt duidelijk zijn verdriet als ik hem na zijn werk het nieuws vertel.
We omhelzen elkaar en Luna wil tussen ons in komen.
'Luna ook,' zegt ze met haar zachte stem.
'Ja kindje, jij ook,' ween ik stil.

❖

My darling child
My darling baby
My darling child
You gave life to me
My darling child
My darling baby
My darling child
You came and saved me
My darling child
My darling baby my darling child
God gave you to me
Me little ninja
My little dancer
Me little streetfighter
Me little chancer
Me lovely girl
Me lovely babby
My pride and joy
Me little puppy
Me little wolf
Me little lamby
My favourite girl
My angel babby
Me little ninja
Me little dancer

Me little streetfighter
Me little chancer
Me love me girl
Me love me babby
My pride and joy
Me little puppy

*Sinéad O'Connor*

❖

Ik rij naar Karin.
Het is ochtend. Luna is naar school en Fonne is gaan werken.
Het is maandag, Karins kuisdag.
De ene maandag stofzuigt ze, de andere wordt er gedweild.
Niet echt het geschikte moment om een bezoekje te brengen.
Ik heb er echter nood aan.
Ze vergeeft het me wel.
Ik bel aan en ze doet niet open.
Bel nog eens.
Tevergeefs.
Ik voel me slecht en uitgeput en beslis even te rusten in haar tuin.
In de hangmat tussen de twee bomen.
Ik mis elke vorm van lenigheid en slaag er niet in op een behoorlijke manier in de mat te geraken.
Dan maar op de grond liggen, in het gras.
Ik leg me met mijn benen wat uit elkaar en mijn armen liggen losjes naast mijn lichaam.
Sluit mijn ogen en geniet.
'Hallo!'
Karin staat voor me en ik spring twee meter in de lucht van de schrik.
Ze lacht.
Ik lach groen want mijn hart slaat twee keer zo snel.
Gelukkig, ze is thuis.
We gaan op het terras zitten en Karin haalt me een blikje Ice-tea light, mijn favoriet drankje.
Ze verontschuldigt zich omdat ze me niet heeft horen bellen. De stofzuiger.
Ik vertel haar over Luna.
Over hoe ik deze ellendige ziekte verwens en niet kan leven met het idee dat

Luna hetzelfde lot zal moeten dragen.
Ik ween maar herpak me vlug.
Ze zegt niet veel.

Karin maakt zich zorgen over haar jongste zoontje. Een leeftijdsgenootje van Luna.
Ook hij is vlug uitgeput en heeft dikwijls pijn in zijn beentjes.
We praten over hoe slecht ze beiden eten.
Over hoe dwingend ze zijn.
Na school roepen ze vanuit de zetel: 'chocomelk!'
En we spurten dan naar het fornuis om een pannetje melk op te warmen.
Zo vlug we kunnen, want het gejengel put uit.
We praten over hoe we onze pedagogische principes continu oneer aandoen.
Zonder het van elkaar te weten, reageren we op dezelfde manier.
Vertonen onze kinderen gelijkaardig gedrag.
Het is een troost dit te weten.
Ik zeg haar beschaamd dat de speelkoffer bij ons thuis zelden open mag.
In de woonkamer staan wat boekjes, blokken en een poppenhuis.
En in de tuin is er de schommel en de zandbak.
Maar alle speeltjes in de koffer blijven opgeborgen.
Af en toe wissel ik het speelgoed uit en in de koffer met elkaar om.
De koffer mag bijna nooit open.
Teveel chaos.
Te vermoeiend.
Karin herkent dit.

Het doet goed hier te zijn.
Ik bewonder de waterlelies in de vijver.
Ze haalt een schaar en knipt er twee af.
Eén witte en één fuchsiaroze.
Valt net niet van de rand in het water.
Ze zwaait me dag.
Ik claxonneer.

❖

Els belt me op om te zeggen dat er in de buurt een Freinetschooltje opgericht is.
Het heet 'de boomhut' en bevindt zich een paar dorpen verder, in Alsemberg.
Mijn geluk kan niet op!

Ook al moeten we wat verder rijden, we hebben het ervoor over.
Ik ben vertrouwd met de pedagogie van Freinet en kan daar alleen maar honderd procent achter staan. Werken rond één thema, projectonderwijs.
Niet het ene uur over 'de melkboer' leren, het andere uur over 'de duif'.
Een periode rond één thema ervaringsgericht werken.
Onderzoeken, zelf bronnen raadplegen, op uitstap gaan.
Voor kinderen zoveel aangenamer op deze manier te leren.
En, kinderen leren plannen en zelfstandig werken, dat vind ik een groot pluspunt.
Het is opendeurdag en we gaan er naartoe.
Een prachtig groene omgeving, we zijn aangenaam verrast.
Wat kraampjes op de speelplaats.
Je kan er bio-appelsap en ook cola of bier drinken en er is wereldmuziek.
Het is een zonnige dag en mensen praten open en vrolijk met elkaar.
Wat een zalige rust, wat een ontzettend leuke sfeer voor een school.
En dat zo dicht bij Brussel.
We schrijven Luna in en we hebben geluk dat dat nog kan want er komt een wachtlijst.
Ik praat met de mooie jonge vrouw die haar juf zal zijn.
Ze is speels, creatief en lief.
Vraag haar of ze er rekening mee kan houden dat Luna niet is zoals andere kinderen.
Dat ze veel moet rusten.
Er is een bedje waar ze steeds mag gaan op rusten als dat nodig blijkt.
Ze is bezorgd omdat die kleine Luna CVS heeft.
'Mooi meisje,' zegt Luna.
De kleuterleider van de oudste kleuters, Peter, is bijna twee meter groot en heeft blonde krullen.
Hij draagt een salopet en een T-shirt met blauwwitte streepjes.
Ik hoor hem aan ouders zijn visie op het lesgeven toelichten.
Lotte, de leidster voor de middengroep van de kleuters draagt een roestbruine sjaal op z'n Afrikaans in haar haar. Ze glimlacht en vertelt ietwat verlegen toch overtuigd hoe zij te werk zal gaan dit schooljaar.
Heerlijk enthousiaste leerkrachten.
We willen terug naar huis gaan.
Luna wil niet mee, ze wil op haar school blijven.
Ze geeft een kusje aan haar juf en komt tegen haar zin mee.

# Hoofdstuk 8

'Willen maakt ongelukkig'

*Schopenhauer*

Een banale Amerikaanse film op een banale vrijdagavond.
Een film over een zieke jongen, zijn klasgenootjes en juf.
De tranen rollen over mijn wangen. Het is alsof ik me nu pas realiseer dat ik misschien wel nooit meer voor een klas zal staan.
Ik mis de kinderen. Hun spontaan zijn, hun flauwe grapjes, en bovenal: hun vriendschap.
Hun tekeningen mis ik. Hun geur. Hun verdrietjes.
De Franse lesjes die ik hen op een clowneske manier bracht. De liedjes waar we zo in opgingen. Hun vrolijke gezichtjes.
Zo lang hield ik me kranig en leefde ik enkel in het heden.
Ik kan het niet meer.
Na maanden van testen bij het verlengen of opschorten van mijn werkonbekwaamheid, realiseer ik me meer dan ooit dat ik een wrak geworden ben.
Alle resultaten zijn slecht: de fysieke én de cognitieve tests drukken me met de neus op de feiten.
Ik ben nog geen dertig jaar en toch functioneer ik als een bejaarde vrouw.
Het rouwproces dat zoveel lotgenoten bij het uitbreken van de ziekte doormaken, beleef ik nu pas. Na meer dan drie jaar ziek zijn.
In mijn kop is het chaos.
'Patiënte komt zenuwachtig en chaotisch over,' heet dat.
Mijn denken, mijn geheugen en bevattingsvermogen lijken wel achteruit te blijven gaan.
De meest evidente handelingen zijn een karwei geworden.
Winkelen is zowat de meest vermoeiende activiteit geworden.
De goedgevulde rekken zwemmen rondom me.
De muzak dramt in mijn hoofd en ik loop rond in blubber, stomdronken als had ik een fles whisky leeggezopen.
Het aanschuiven in een lange rij aan kassa 15.
Een hel is het, als de Franstalige kassierster de prijs van een bokaal boontjes moet laten omroepen.
Het wachten, het zwijmelen en zweten en zwoegen tot aan onze rode auto die gelukkig comfortabeler is dan onze bestelwagen van weleer.

Via internet kun je bij je favoriete warenhuis winkelen zonder veel moeite.
Je vult je bestelling via de computer in en haalt die later af of laat ze zelfs thuisbrengen voor geen tweehonderd frank.
Dé toekomst voor mensen zoals ik.

De pijn maakt het ondraaglijk.
De spierkrampen in al mijn ledematen tergen me onnoemelijk.
De spierendokter brak de test voortijdig af. 'Omdat het beeldscherm te veel krampen toonde,' schrijft ze in het verslag. Ik had daar echter niet het minste last van.
Ik ben veel meer pijn gewoon, véél méér dan die luttele drie minuten aan dat apparaat.

Ik wil een betere moeder en echtgenote zijn.
Fonne weende toen ik me verontschuldigde omdat ik zo'n slechte vrouw voor hem ben.
Ik geef toe aan de grillen van mijn kind, tegen al mijn pedagogische principes in. Omdat ik simpelweg de energie niet kan opbrengen daar tegen in te gaan.
De moeder die haar kind leert tot de middag stil te zijn en video's te kijken.
Ik wil de vrouw niet zijn die 's avonds de energie niet meer heeft om te koken voor haar gezin, te vrijen met haar man.
Ik wil de huisvrouw niet zijn die de was niet kan bijhouden en veel te weinig kuist.
Hij drukt zijn sterke lichaam tegen me aan, ik voel me veilig en warm.
Hij liegt dat ik het wel goed doe.
'In ziekte en gezondheid,' zei onze vriend pater-jezuïet toen hij ons trouwde.
We waren half de twintig toen. We beseften toen niet wat ons boven het hoofd hing.
Nog geen vijf jaar later hebben ons dochtertje en ik beiden CVS.

'Chronisch Vermoeidheidssyndroom, wat moet ik me daarbij voorstellen?' vroeg mijn laatste werkgever.
Tja, wat moet een buitenstaander zich bij het woord CVS voorstellen?
Een ex-workaholic die geregeld afspraken afzegt. Die meestal als hij verschijnt er vrij 'normaal' uitziet. Die wellicht te trots is om eerlijk te antwoorden op de vraag 'hoe is het?'.
Blijkbaar moet mijn werkgever achterdocht gehad hebben.
Nog geen maand later stuurt hij de medisch controleur op me af.
Die kijkt mijn medisch dossier in dat ik moeizaam heb bijeengesprokkeld.
'Vreselijk syndroom,' concludeert hij.
Neemt afscheid en stapt richting voordeur.

Fonne zegt dat het tijd is dat ik me ook laat zien op momenten dat het niet goed met me gaat.

Dat ik me compleet uitgeput en ziek ook moet durven vertonen opdat de mensen een eerlijk beeld zouden krijgen van deze ellendige ziekte.
Wie kan er nu begrip opbrengen voor iemand die steeds vrolijk is en energiek lijkt en toch een wrak is?

❖

Luna wordt drie jaar.
Ik herinner me dat het me als kind vroeger ergerde als mensen me zeiden dat ik weer gegroeid was. Of hoe vlug de tijd wel niet ging.
Misschien ben ik oud aan het worden. Ik vind nu ook dat de tijd inderdaad vliegt.
We organiseren een feestje voor haar vriendjes.
We stellen samen een uitnodiging op en versturen die naar neefjes, een nichtje, een buurjongen en twee klasgenootjes.

Ik haast me met de versiering, want ik ben laat.
Blaas de ballonnen op. Wordt er een beetje duizelig van.
Er wordt gebeld. Voor we het goed beseffen is de huiskamer gevuld met kwetterende kinderen.
Ze hebben cadeautjes bij.
Luna is zelden zo gelukkig geweest.
Ze zijn stout, de kinderen.
Ze springen in de zetels, schreeuwen, en luisteren niet.
Fonne verheft zijn stem en stelt een ultimatum.
Mijn ouders komen binnen met een cadeautje voor Luna.
Lief van hen.
Het is druk, zo druk.
Dit doe ik nooit meer.
Haar eerste verjaardagsfeestje. Voorlopig zal er geen meer komen.
Dit is iets voor gezonde mama's.
CVS-mama's niet toegelaten.
Fonne filmt.
Had ik gevraagd.
Leek me een mooie herinnering voor later.
Het is echter geen fraai gezicht. Ik schreeuw en hos heen en weer.
Hysterische mama op het eerste verjaardagsfeestje. Leuke herinnering.
Het leeftijdsverschil tussen de genodigden is te groot.
De jongste is geen twee jaar, de oudste acht.

Het is koud en bewolkt. De kinderen kunnen spijtig genoeg niet buiten spelen.
Nog twee uur en de ouders komen hun kinderen halen.
Fonne bakt pannenkoeken. De kinderen worden rustiger.
Daarna maken we samen een masker, één voor elk. Blijkbaar is dit een goed idee.
De kinderen werken aandachtig en maken wat minder lawaai.
Mijn kleren zijn kletsnat van het zweet.
Ik ben uitgeput.
Het speelgoed van Luna ligt over het hele huis verspreid.
Een immense rommel.
Op tafel en op de grond liggen lijm en snippers en scharen, alles door elkaar.
Er wordt gebeld.
De mama's komen hun spoken halen.
'Alles goed verlopen?'
'Ja, wat druk, maar goed verlopen.'
We halen opgelucht terug adem.

❖

| | |
|---|---|
| **Van:** | virginie@azuurnet.com |
| **Aan:** | christeldeclopper@heatmail.be |
| **Onderwerp:** | uitslag inspanningsproef second opinion |

Hai,

We hebben toch al wat afgemaild, he zeg!!!
Test in UZ was, hoe raad je het, slecht.
Mijn medisch dossier laat geen twijfel meer bestaan: werken zit er niet meer in, zelfs niet deeltijds.
Op 100 CVS patiënten zijn slechts 2 er nog slechter aan toe.
De prof was vriendelijk maar bezorgd over mijn algemene conditie, zeker gezien het feit dat ik nog zo jong ben.
Ik lijd echt aan 'smiling depression' zoals ooit een psychiater me diagnosticeerde.
Lachen, enthousiast zijn, maar diep in mijn binnenste treuren om al die verloren kracht en dat afgetakelde lichaam.
Enkel in mijn mails naar jou en in mijn boek probeer ik mijn negatieve gevoe-

lens te uiten. Er zijn natuurlijk nog veel mensen die er voor me zijn. Dat is dan toch iets wat die akelige ziekte aan positiefs heeft teweeggebracht.
En jij natuurlijk, jij bent ook ontzettend belangrijk voor me.
Je bent meer dan een vriendin, je bent een zusje voor me geworden.
Ik ga je laten nu, want ik heb spierkrampen in mijn handen en armen en het beeldscherm bibbert.

xxxxxxx
4gini

❖

Het is negen uur.
Ik sta vroeger op dan gewoonlijk
Vandaag gaan we naar de zwarte 'Matongé-wijk' om 'haar' te kopen.
Morgen gaat Laurie mijn haar vlechten en een stuk vals haar bijvlechten.
Laurie en Raïsa zijn al klaar.
Als ik de auto ter hoogte van hun huis parkeer, komen ze ons tegemoet.
Luna kraait van plezier als ze de zusjes ziet.
Ik stel voor om voor het laatste eind de metro te nemen.
Ze helpen me met de buggy en kibbelen over wie Luna mag duwen.
In het metrostel vechten twee mannen.
Eén van hen is kaalgeschoren, hij heeft een aantal oorbellen in zijn oor.
Hij lijkt wat marginaal.
De andere man, een veertiger schat ik, gaat met hem op de vuist.
Hij slaat zijn aktentas resoluut op de andere zijn kaal hoofd.
Ik vermoed dat de jonge marginaal iets op zijn kerfstok heeft.
De mensen rondom ons veroordelen de man in maatpak. Blijkt dat deze laatste op de andere was gaan zitten. Er was geen plaats meer.
De man in maatpak vond blijkbaar dat de plaats die de kale man innam, hem toebehoorde.
Nooit eerder meegemaakt.
Ik schaam me omdat ik de jonge man verdacht.

We stappen uit en gaan in een donkere naar urine ruikende galerij binnen.
Laurie koopt wat verder shampoo om haar haar te ontkroezen.
Haar valse vlechtjes zijn eruit. Nu wil ze haar haar kort.
Ze schaamt zich om haar overgangskapsel. Verbergt het met een hip hoedje.
Ik vind haar evenwel om op te eten met haar korte staartjes.

In een andere winkel schuiven we rustig aan.
Rustig zijn is hier de boodschap. Er is geen enkele structuur te vinden in dat wat voor een rij moet doorgaan.
Niemand is hier gehaast.
Niemand weet wie voor of achter hem is. Daar zijn ze niet mee bezig.
Raïsa let buiten op Luna, die met haar duim in de mond ligt te rusten.

Tegen de wand hangen pakjes haar.
Alle soorten en kleuren.
Van wit tot blauw, van stijl tot gekruld.
Ik wijs Laurie het haar aan dat mij bevalt. Heeft zowat dezelfde kleur als mijn haar.
Kan ik niet nemen, antwoordt ze me, 'Dat is haar om te naaien.'
'Te naaien?' herhaal ik verbaasd.
'Sommige zwarte vrouwen vlechten eerst hun haar in en daarop wordt ander haar genaaid. Ik zou het zo willen, maar mijn mama zegt dat ik daar te jong voor ben. Dat ik dan veel ouder zal lijken.'
De vrouw achter de toog kijkt onze richting uit. We vragen naar haar om in te vlechten.
We kunnen kiezen tussen wit, geel of blond haar met een groene schijn.
Ik kies het laatste omdat dat haar mijn natuurlijke haarkleur het meest benadert.
Al is het verschil erg groot, natuurlijk.
De kwaliteit van het haar valt me wel tegen.
Het doet me denken aan het vlas dat gebruikt wordt om rond waterleidingen te draaien.
Goed, ik vertrouw Laurie en betaal voor twaalf pakken vals haar.
Een immense zak.
Ik moet heel hard lachen als ik zoveel haar bijeen zie. Voor de mensen in de winkel de normaalste zaak van de wereld. Probeer me te bedwingen.

In de galerij kijkt een jonge man geïntrigeerd naar Laurie.
Dat valt wel vaker voor.
Ze wordt stilaan een mooie vrouw, al lijkt ze wel een stuk ouder dan ze in werkelijkheid is.
Ze is beheerst en heeft stijl.
Haar jongere zus is net kind-af.
Zij heeft een heel ander temperament.
Ze is extreem extravert en speels.
Het zijn allebei schatjes.

De volgende morgen komt Laurie aan met een plastic zakje.
Er zit een kam in en wat speldjes.
Ze vlecht zorgvuldig het vals haar in mijn natuurlijk haar.
Het duurt uren.
Als ik mezelf zie schrik ik.
Ik lijk wel een heks met dit vals groenig haar.
Waar ben ik mee begonnen?
'Vind je het mooi?' vraag ik Luna.
'Neen, is niet mooi,' antwoordt ze eerlijk.
Laurie blijft rustig en vlecht verder.
Ze is al zes uur bezig en het einde is nog niet in zicht.
We pauzeren af en toe.
Het kost me veel moeite om op te staan van de poef waarop ik zat.
We gaan naar buiten. Laurie zit op de schommel. Ik strek mijn benen.
De buurman zit gelukkig niet op zijn terras.

We vertellen vrijuit.
Over onze eerste kalverliefdes.
Ik voel me gevleid dat ze mij zo vertrouwt.
Dikwijls vallen er grote stiltes, ik dommel bijna in.
Luna kijkt voor de derde keer naar Bambi.
'Hoe ga je hem noemen?' vraagt de uil.
'Ik had gedacht aan: Bambi,' antwoorden we op verleidelijke Betty Mellaerts toon.

Het is donker en Fonne haalt frietjes in de frituur rechtover mama Suzannes huis.
Laurie en Raïsa's moeder noemen wij 'mama Suzanne'.
Ze is dikwijls in het buitenland.
Geeft er cursus aan vormingswerkers die naar Derde Wereldlanden vertrekken.
Dus, gaan de meisjes vaak frietjes halen.
Het is dé ontmoetingsplaats, want ook wij gaan dikwijls frietjes halen.
Als Fonne te moe is om te koken en ik ook...

Laurie is moe geworden, ze geeuwt.
Nu het vals haar ingevlochten wordt, ben ik er gerust in.
Het resultaat zal me wel bevallen.
Het is bijna middernacht en nog altijd is niet alle haar ingevlochten.

Ik kan moeilijk helpen. Mijn handen verkrampen onmiddellijk als ik vlecht.
Ze belt haar mama om te verwittigen dat het laat wordt.
'Ik kom helpen,' zegt mama Suzanne.
Ik verontschuldig me voor de rommel in huis.
Ze zegt dat ze dat niet erg vindt.
Mama Suzanne draagt een zwarte doek rond haar weelderige valse vlechtjes.
Haar cape in luipaardprint hangt ze zorgvuldig op een blauwe designstoel.
Nog veel werk aan de winkel.

Na een goed uur turbovlechten mag de pot op het vuur gezet worden.
We hebben kokend water nodig om de vlechten te fixeren.
'Wil je gekrulde vlechten, of heb je liever steile?' vraagt Laurie.
'Gekruld lijkt me leuk,' antwoord ik.
Moeder en dochter nemen een viertal vlechtjes en maken er grotere vlechten mee.
Eén keer in kokend water gehouden, nemen ze de vorm aan van de grote vlechten en heb je krullen.

De dampende pot wordt naast mijn haar gehouden.
'Pas op, verbrand je niet,' waarschuwt mama Suzanne.
'Je moet je volledig stilhouden.'
Ik ben bang maar vertrouw hen.
De laatste vlechten worden bijgeknipt, de handdoek mag er af.
En ja, ik heb lange, gekrulde vlechten.
Ben deze vrouwen heel dankbaar en kus en omhels ze.
Ik breng hen naar huis, twee straten verder.

Als ik thuiskom experimenteer ik met mijn vlechtjes.
Mijn spiegelbeeld bevalt me.
Ik ben heel erg uitgeput en val moeizaam in slaap.
Het doet pijn om te slapen. Ik lijk wel met mijn hoofd op een stromat te liggen.

Mijn schoonbroer noemde me ooit een blanke negerin.
Nu ben ik een blanke negerin.

❖

**Van:** virginie@azuurnet.com
**Aan:** christeldeclopper@heatmail.be
**Onderwerp:** uitslag hersenscan

---

Hallo,

Ook de uitslag van de hersenscan is slecht. Mijn linker frontaalkwab wordt onvoldoende doorbloed.

Dat uit zich in cognitieve stoornissen, urologische en spierproblemen.

Dat zijn de grootste afwijkingen, maar ook op andere plaatsen in mijn hersenen zijn er 'gaten in de kaas,' zoals de prof dat noemt.

Ander nieuws van dezelfde prof: ik mag in geen enkel geval in deze conditie onder narcose. De risico's zijn in deze toestand te groot.

Dus ook een tweede kind kan me mijn hachje kosten.

De hypothese is dat er een virus in mijn hersenen actief is. De gaten kunnen op termijn misschien verdwijnen, zich verplaatsen of vermenigvuldigen, waardoor andere functies kunnen belemmerd worden.

Geen kijk op de evolutie.

Fonne was na de hersenscan niet bereid me te steunen of te troosten.

Ik denk dat hij het zelf moeilijk had dit nieuws te verwerken.

Toen hij later aan een vriend van ons, die babysitte, vertelde dat mijn hersenen aan het rotten waren, was voor mij de maat vol.

Hij vroeg of humor in die linkerfrontaalkwab zat, aangezien ik blijkbaar ook mijn zin voor humor verloren heb.

Het lugubere nieuws deed me beseffen waar ook Lunaatje voor staat. Door het gemis aan menselijke warmte bij Fonne, ben ik dan naar jou gekomen. Het was bijna 11 uur. Ik had gehoopt dat je op was, maar je sliep al. Mark wist natuurlijk ook geen raad met zo'n nieuws.

Ik ben naar Peter-Paul en San gereden. Die hebben me geknuffeld. Veel met me gepraat en vooral geluisterd. Ik kan nu alles beter relativeren, en ja, ook dit nieuws is nu vrijwel verwerkt.

We moeten door, verder gaan. Ik spendeer het beetje energie dat ik heb liever niet aan piekeren.

Ik heb zojuist al mijn krachten verzameld en ben met ma gaan praten. Zij was gelukkig alleen en ik heb àl wat op mijn lever lag gezegd.

Ik heb haar verplicht te luisteren. Ze leefde erg mee. God zij dank is ook ons conflict bijgelegd.

Ik zei haar dat we elkaar moeten helpen het lijden te dragen. Niet venijnig en bitsig zijn en zo nog meer leed veroorzaken.

Eindelijk was ma weer hoe ik haar al tien jaar ken.
Ik voel me opgelucht en rustig.
Ik heb haar gezegd dat ik meer ben dan ziek, zielig en zonder geld. Dat ik nog steeds Virginie ben, met mijn kwaliteiten.

Peter-Paul zegt dat ik tegenstrijdige berichten uitzend en dat daardoor de mensen een vertekend beeld hebben van mij en vooral van mijn ziekte.
Ik lijk altijd olé olé, vol energie en goed gezind. Ik moet me ook tonen als het slecht gaat. Me niet wegstoppen of dat belangrijke deel van mezelf niet ten koste van alles verbergen.
De laatste tijd gaat het fysiek én cognitief slecht.
Emotioneel gaat het goed. Gewoon mijn verhaal eens kunnen doen aan mensen of het van me afschrijven in mijn boek volstaat om mijn verdriet te kunnen kanaliseren.
Ik voel nu nog weinig behoefte om te praten over de laatste testresultaten.
Het is te moeilijk. Ik wil verder gaan en dit achter me laten.

Maandag ging ik naar een lezing van een andere specialist CVS. Hij liet zich voor het eerst zeer negatief uit, nu er beter kan geschat worden wat deze ziekte op termijn aanricht. Tot drie jaar na het uitbreken is een spontane genezing nog mogelijk. Daarna is de kans hierop slechts 3%. CVS-patiënten hebben ook 5 keer meer kans op het krijgen van kanker in vergelijking met de gezonde populatie.

Na hem deed zijn assistente-psychologe een uiteenzetting over de psychologische sociale en professionele gevolgen. Dit om aan de aanwezige ouders en sympathisanten de gevoelswereld (en cognitieve wereld)van de patiënten te verduidelijken. Zij wist van naaldje tot draadje te beschrijven wat onze zwakke plekken waren. Onze angsten. Hoe we lijden aan de onwetendheid en onbegrip van sommige mensen rondom ons enz.
Ik heb zitten wenen. Tranen met tuiten.
Je had er moeten zijn. Pa en ma en mijn ouders ook. Ik wist niet dat het zo ontzettend interessant zou zijn.

**Van:** christeldeclopper@heatmail.be
**Aan:** virginie@azuurnet.com
**Onderwerp:** Re: uitslag hersenscan

---

Ik heb van Mark gehoord, iets voor acht uur voor hij wegging naar de fanfare, dat je hier gisteren bent geweest.
Sorry, ik heb niet gereargeerd. Ik wist het ook niet.
Ik heb via hem niet echt kunnen inschatten hoe erg het is, maar ik kan mij voorstellen dat een virus op de hersenen niet om te lachen is.
Laten we hopen dat het via medicatie te stoppen en/of te genezen is.
Ik weet anders niet goed wat ik je moet vertellen...
en hoe jij er tegenover staat?
Ik zie je morgenavond. Misschien kunnen we dan niet uitgebreid bijpraten,...
Dan moeten we dat zeker in de komende dagen doen.
Kusjes,
ik denk aan je
Christel

❖

Het is vandaag veertien maart, mijn verjaardag.
Met gemengde gevoelens sta ik stil bij het feit dat ik nu bijna dertig ben.
Het verwondert me dat noch mijn zus, noch mijn moeder bellen om me te feliciteren.
Dat is toch al bijna tien jaar de gewoonte.
Volgens mij is mijn zus bevallen, dat zie ik als enige verklaarbare reden.
Het is spannend afwachten sinds een paar dagen.
Ik durf haar de laatste week niet meer te bellen omdat ik vrees dat ze dat irritant zou vinden.
Dat vond ik toch toen ik zwanger was.
Zal het een meisje zijn of een jongen?
Blond, bruin?
Ook al is haar buik fenomenaal groot, toch kan ik het me moeilijk voorstellen dat binnenkort het kindje er zal zijn.
Het is toch wel een speciaal gevoel, mijn eigen zus die een kindje krijgt. Anders dan wanneer een vriendin een kindje verwacht.
Na het avondeten belt haar man me om me te feliciteren met mijn verjaardag.
Daar zit meer achter. Muriel is bevallen!!!

Het is een meisje geworden, Louise.
Ik informeer hoe het met mijn zusje gaat. Of het niet te zwaar is geweest, of ze terug op krachten is. Ik vraag hem hoe het met het kindje is, of het gezond is.
Ik ben door het dolle heen.
De volgende dag stap ik in de wagen en rij naar het UZ.
Ik rij hopeloos verloren. Het duurt minstens twee keer zo lang. Het raakt me niet.
De zon schijnt, er staat heerlijke muziek op.
Ben zo benieuwd om Muriel en het kleintje te zien.
Er hangt een kaartje aan de deur om even buiten te blijven wachten.
Kleine Louise drinkt bij haar mama.
Even later zie ik haar. Ik kus en omhels haar.
Ze opent het cadeau dat ik meebracht, een reuze houten xylofoon.
Dan zie ik het kleintje.
Zo ontzettend mooi. Zo klein, zo tenger. Zo vertederend.
Ik moet bijna huilen van geluk als ik dat kleine wezentje in haar plexi bedje zie slapen.
Muriel is moe, maar ze ziet er overgelukkig uit.
Haar man geeft me een glaasje fris en een vogeltje met snoepjes voor Luna.
Veel langer zou ik willen blijven en genieten van deze wonderlijke gebeurtenis.
Ik beslis vrij vlug deze mensen met elkaar te laten.

De laatste jaren hebben we elkaar een beetje uit het oog verloren.
Zij woonde in Gent, ik in Brussel.
Maar nu ze verhuisd is naar Brussel en nu er een kindje is, zullen we ongetwijfeld naar elkaar toe groeien. Uiteindelijk zijn we samen opgegroeid. Dat schept een onuitwisbare band.
Bijna twintig jaar woonden we, toch in de weekends en vakanties, onder hetzelfde dak.
Verdriet, vreugde, de eerste ervaringen met vriendjes, we hebben het allemaal gedeeld.
Ik koester onze herinneringen.

Op de terugweg naar huis denk ik terug aan de geboorte van Luna.
Aan hoe Fonne en ik zot van geluk waren.
Ook al verlang ik ontzettend naar een tweede kindje, moet ik het uit mijn hoofd zetten.
Ik kan het niet aan, dat weet ik.
Maar ik verlang zo ontzettend naar nog een kind.

❖

Deze brief bezorgt me net geen hartinfarct.
Ik crash op tien minuten tijd van de stress.
Wat is er in godsnaam gebeurd dat het ziekenfonds me zo bestraft?
Ik neem telefonisch contact op en het blijkt dat ik zelf de aanleiding heb gegeven.
Adviserend geneesheer nummer 1 gaf me ooit mondeling de toestemming om te gidsen in het Middelheim beeldenpark.
Na fusie van mijn ziekenkas met een andere, behandelt adviserend geneesheer nummer 2 mijn dossier.
Tijdens het onderhoud dat ik met hem heb biecht ik alle data en verdiensten van het gidsen eerlijk op.
Dat doet me de das om.
Adviserend geneesheer nummer 2 weet niks af van mijn vorige afspraak met adviserend geneesheer nummer 1 en voilà: 124.000 frank terug te betalen en uitkering geschrapt.
Ik spring in de auto en ga uithuilen bij mijn schoonouders.
Hoe moet het nu verder, nu ik geen inkomen meer heb en toch te ziek ben om te werken?
Mijn schoonmoeder omhelst me. Ik voel me veilig.
Mijn schoonvader maakt zich kwaad.
Op mij en vooral op de ziekenkas.
Ik had inderdaad schriftelijk toestemming moeten vragen om te mogen gaan werken.
Dit niet doen is spelen met vuur.
Anderzijds staat de sanctie niet in verhouding tot mijn misstap.
Temeer ik zo eerlijk was alles zelf aan te geven.
Hij stelt me gerust door te zeggen dat we samen naar de adviserend geneesheer zullen gaan om dit aan te vechten.

Enkele dagen later zitten we wat onwennig tegenover elkaar in de metro, op weg naar de man van de principes.
Mijn schoonvader is diegene die als het er echt op aankomt zich onvoorwaardelijk voor ons gezin inzet.
Hij zorgt er al jaren voor dat wij ons hoofd boven water houden.
In alle ellende was hij het die ons keer op keer vergaf en ons met een schone lei liet beginnen.
De onvoorwaardelijke liefde van een vader en moeder voor hun 'verloren' zoon.

Een korf brengen met al onze lievelingseetwaren in, een ontroerend mooi gedicht doormailen,
een vier gangen menu berciden na een emotioneel dieptepunt als dit...

De dokter laat ons binnen in zijn kabinet. De koude rillingen lopen me over de rug.
Mijn schoonvader voert het woord.
Ik zit er bij als een geslagen hond. Het is niet eens gefaket.
De arts is zo vriendelijk en voorkomend vandaag.
'Sanctie wordt ingetrokken.' Hij beroept zich op artikel zoveel van het Wetboek.
Later verneem ik via een brief van minister Vanhetmoerassch dat de sanctie wettelijk niet correct was.
De sanctie staat niet in overeenstemming met mijn misstap.
Mijn uitkering wordt verder doorbetaald tot hij de testresultaten kan beoordelen.
Buiten geef ik mijn schoonvader een kus en bedank hem.
'Wat zou ik zonder u moeten doen?' Ik stel een ironische vraag.
Hij is net als ik bijzonder opgelucht en terzelfdertijd uitgeput.
We rijden ontspannen met de metro huiswaarts.

❖

Ik doe mijn hoge zwarte schoentjes aan.
Het zijn sexy muiltjes met elastieken rond de enkel.
Praktisch is anders. Meestal doe ik uiteindelijk toch mijn rode lederen gympies aan.
Vanavond wil ik op en top vrouwelijk zijn.
Ik draag een lange flinterdunne brede broek met daar een rokje over, en een neutraal zwart truitje met een felkleurige sjaal.
Doe mijn rode gympies toch weer aan.
De bel gaat.
Vlug terug de naaldhakjes aan.
Mieke en Hildeke komen me halen voor de 'Que mada'.
Een Keltisch feest in la Tentation in Brussel, het Andalusisch cultureel centrum.
Ze zien er goed uit, zoals gewoonlijk.
Twee artistieke vrouwen, twee beeldhouwers.
Mieke haar gitzwarte lange haar is opgestoken met kleine speldjes.

Ze lachen me een beetje uit omwille van mijn naaldhakjes. Ze zijn dat niet gewoon van me.
We rijden in één wagen naar de hoofdstad.
Hildeke parkeert de wagen op de vismarkt.
De geur van rottende vis komt ons tegemoet.
Dat valt tegen: kasseistenen.
Hildeke rechts van me, Mieke links, ondersteunen me.
Het is niet evident om over 'kinderkopjes' te lopen met deze feestelijke schoentjes.
We giechelen als waren we meisjes van zeventien.
Er is veel volk in la Tentation.
Het gebouw is veel mooier dan je van buiten zou vermoeden.
Het werd smaakvol gerenoveerd.
Het is een prachtige ruimte, aangenaam verlicht.
We eten een sobere en uiterst lekkere maaltijd.
Op het podium wordt er gezongen.
De vrouwen zingen nasaal Keltische volksliederen.
De mannen begeleiden hen op doedelzak.
Om middernacht worden zowat alle lichten gedoofd.
Er wordt gevraagd of iedereen elkaar de hand wil geven.
Een druïde komt met een immense ketel binnen.
Hij draagt een witte pij met puntkap.
In de ketel zit een drank op basis van rozijnen, granen en appels.
Als je ervan drinkt word je sterk en gezond.
Een eeuwenoude traditie.
Je mag na het uitspreken van de rituele teksten een wens doen.
Ik wil gezond worden en wens dit ook voor Fonne en Luna.
Zijn dat drie wensen?
De muziek speelt opnieuw. Er wordt uitbundig verder gedanst.
De vrouwen op het podium dragen een hoofddoek en begeleiden op de tamboerijn de muziek die hun mannen maken op oude, voor mij onbekende instrumenten.
Gek, Afrikaanse vrouwen spenderen veel geld en tijd aan hun haartooi.
Deze vrouwen bedekken hun haar.

We zijn alledrie moe en besluiten naar huis te gaan.
Het lukt me niet meer op deze schoentjes de vismarkt over te steken.
Ik neem ze allebei in de hand en loop blootvoets richting auto.

❖

**Van:** virginie@azuurnet.com
**Aan:** christeldeclopper@heatmail.be
**Onderwerp:** nieuws from Ruisbroekcity

---

Ik ben gisteren gebleven bij pa en ma en het was zàlig.
Fonne is gekomen. Hij had drie boeketten veldbloemen mee (2 voor mij, 1 voor zijn ma).
Ma was weer betrokken, lief, warm en lekker onnozel.
Het was heet en we zaten in het lommer. Ik lag in de zetel. Was enorm uitgeput.
Pa is bij ons komen zitten schaken. Hij zat aanvankelijk binnen. Ik zei hem dat het bij ons buiten koeler was.
Ze hebben allebei heel veel betrokkenheid getoond en hun hart wijd open gezet.
Ik denk dat ik de juiste beslissing heb genomen om alle wrijvingen uit te praten.
Het is terug leefbaar en mijn geluk kan bijna niet op!!!

Ik laat je en groet je,
ik ben blij dat wij schoonzusjes zijn.

xxx
4gini

❖

Overmorgen word ik opgenomen in het ziekenhuis voor verdere testen en bepalen van een behandelingsplan. Daarmee zal voor mij een uiterst vermoeiende periode afgesloten worden.
Weken van consultaties bij specialisten, heen en weer gerij naar verscheidene ziekenhuizen, de stress van de resultaten.

Mijn ouders bellen aan.
Hun nieuwe goudkleurige mercedes staat netjes en reglementair geparkeerd, twee huizen verder.
Luna kraait van plezier en weet met zichzelf geen blijf van geluk.
Ik vroeg hen om twee dagen op Luna te passen tijdens mijn opname.
Mijn moeder drong aan Lunaatje twee dagen vroeger te komen halen.
Hun hulp is erg welkom.
Ze doen dit wel vaker de laatste tijd. Ze komen Luna halen en brengen haar terug.

Rijden vier keer ruim honderd kilometer om van hun kleinkind te genieten.
En ons op cruciale momenten te ontlasten.
Mijn moeder draagt een zwarte kazuifel in crêpestof. Het staat haar goed.
Ze komt net van een kooroptreden.
Eén of andere graaf trouwde. Hij wilde een originele trouwmis.
Mijn vader en moeder zijn erg gehaast.
Ze zeggen dat ze meteen weer weg gaan.
Mijn vader zet zich neer aan de keukentafel en schrijft een cheque uit.
'Hier.'
Mijn moeder geeft me de cheque en stapt resoluut met Luna aan haar hand naar de voordeur.
Ik dank hen.
'Hou je goed,' antwoorden ze.
Als ik bekijk hoeveel de cheque bedraagt schrik ik.
Zo'n groot bedrag had ik niet verwacht.
Fonne en ik omhelzen elkaar.
Deze cheque komt goed van pas.
Door alle onderzoeken en medicatie zijn we weer eens bankroet.
We beslissen impulsief naar Brussel te gaan.
Een terrasje doen, wat kuieren in de stad.
Ik kan nu een aantal T-shirts voor de zomer kopen.
Zonder het geld van m'n ouders had dat niet gekund.
Fonne en ik spreken af om vier uur aan het beursgebouw.
In de winkelstraat stap ik binnen in mijn favoriete winkel.
Ik vind er een aantal dingen die ik wil kopen.
Een zomerregenjas en een katoenen broek.
Ik schuif aan in een immense rij.
Een kind van zo'n vier jaar speelt aan de balustrade van de roltrap.
Het kind valt.
Ik word erg misselijk.
Het dringt niet goed door welk gruwelijk ongeval net plaatsvond.
Mensen lopen naar de roltrap en slaan angstkreten uit.
Er beginnen mensen te wenen, anderen worden lijkbleek.
Zoals de mensen die me omringen blijf ik aan de grond genageld, misschien wel een kwartier lang.
Het dringt door.
Het kind is van +2 naar -1 gevallen en is terechtgekomen op de koude stenen vloer op de kinderkledingverdieping.
De verkoopster die me bedient weent en kan zich totaal niet meer concentreren.

Ik vraag me af wat ik hier sta te doen.
Ik ren naar buiten door de hysterische massa.

❖

Ik zet alle stoelen en de vuilbak buiten.
Ik heb een sjaal geknoopt rond Luna's hoofd en dat van mij en onze mouwen zijn opgestroopt.
We gaan de grote schoonmaak beginnen.
Ik leg haar uit hoe we het grote raam in de keuken moeten wassen.
Ze volgt aandachtig en is bijzonder enthousiast.
Radio 1 staat luid.
Zo kunnen we straks verder luisteren terwijl er gestofzuigd wordt.
Luna werkt geconcentreerd verder, haar tong hangt een beetje uit haar mond.
Ik moet lachen.
Op de radio worden gênante anekdotes verteld.
Een man ging naar het toilet en liet een halve meter WC-papier uit zijn broek hangen.
Zijn collega's maakten hem daar pas een kwartier later attent op in de cafetaria.
Ik denk in een flits aan alle gênante situaties die ik beleefd heb.
Waag mijn kans en bel.
Het duurt onnoemelijk lang eer het mijn beurt is.
Vraag of ik de radio even stiller mag zetten.
'Dat kan, maar haast je wel,' zegt de vlotte stem aan de andere kant van de lijn.
Ik haast me, zet de radio af en loop zo hard ik kan terug richting telefoon.
Val over de buggy die slordig tegen de piano staat.
Val met een ontzettend luide klap op de houten plankenvloer, op één meter van de hoorn.
'Ik heb een heel aantal gênante situaties beleefd. Hoeveel zal ik er vertellen?'
'Hou het kort, laat eens horen.'
'Ik was acht jaar en wou niet mee gaan zwemmen met de klas. Vond mezelf te dik.
Juffrouw-nonneke is zo vriendelijk mij haar gedemodeerd zwempak te lenen. Een kolossaal zwempak was het, met voorgevormde DDcups. Ik spring in het zwembad en de cups drijven voor me uit op het water. Alle kinderen lachten.
Een tweede anekdote heb ik beleefd na een consultatie bij mijn huisarts. Ze had me verteld dat ik mogelijk een darmschimmel had. De dag erna, het was een zaterdagmorgen, sta ik in een ellenlange rij aan te schuiven. De winkeljuffrouw vraagt me: "Wat zal het voor u zijn?" Ik antwoord een beetje laat, was aan het dagdromen: "een darmschimmel alstublieft."'

De stem aan de andere kant van de lijn lacht hartelijk. 'Ja, die moet je zeker vertellen.'
'Dan was er nog het verhaal met het blinde vrouwtje. Ik zag haar staan aan de tramhalte.
Het was spitsuur, er stonden massa's mensen te wachten. De tram stopt en ik vraag het vrouwtje voorzichtig of ik haar kan helpen op te stappen. Ze voelt zich beledigd.
"Hoe kom je daarbij," vraagt ze me verontwaardigd. "U bent blijkbaar toch slechtziend, u heeft een witte stok." Ik durfde niet te zeggen: "u bent blind." Ze antwoordt me verward: "maar dat is de gordijnroede die ik net heb gekocht."'
'Vertel ze maar alledrie, ze zijn goed jouw anekdotes.'
Ik blijf een beetje zenuwachtig wachten met de hoorn in mijn linkerhand.
'En dan nu luisteren we naar Virginie Gyselinck. Hallo ben je daar, Virginie?'
Ik spreek terwijl ik mijn hart voel kloppen in mijn keel. Denk even aan de regels die ik ooit in de dictielessen heb geleerd. Vertel de anekdotes.
Er wordt luid gelachen na het verhaal van de darmschimmel.
Ik vertel over de blinde vrouw.
'Dank je Virginie. Dan luisteren we nu naar Germaine Van Diest...'

Luna haar opgestroopte mouwen zijn doornat. Ze lacht en is trots op haar werk.
De ruiten zijn nog nooit zo vies geweest.
Ik zet de radio terug aan.
'Luk Alloo, wie is de winnaar van de meest gênante anekdote? Wie krijgt de gouden medaille?'
'Wel,' zegt hij, 'die gaat naar Virginie Gyselinck met het drieluik over de DDcup, de darmschimmel en de gordijnroede. Gefeliciteerd Virginie Gyselinck!'

*Veertien dagen later*

Luna is een verlengd weekend aan zee.
Mijn vader heeft vakantie.
Mijn ouders zijn hun kleinkind nog eens komen halen.
Het doet plezier te zien met hoeveel overgave zij zich bekommeren om die kleine Luna.
Ik heb twee dotjes in haar dunne haar gemaakt.

Het zijn twee miezerige plukjes haar, maar ze is er ontzettend guitig mee.
Mijn ouders blijven even op het terras een kop koffie drinken.
We praten wat. Het is gezellig.
Ik vraag mijn moeder of ze een broek voor me kan herstellen dit weekend.
Kus hen alle drie dag.
Fonne en ik zwaaien hen uit in het deurgat en komen terug binnen.
Ik haal een gieter en begiet de viooltjes in de bloembakken die door de hitte verschrompeld zijn.

Even later wordt er gebeld.
Het is Günther.
Hij heeft rijsttaart mee.
Ik lust geen rijsttaart.
Op het terras hangt een schoolbord. Hij schrijft er een citaat op.
'Willen maakt ongelukkig', Schopenhauer.
'Daarmee ga ik toch niet akkoord, Günther,' zeg ik verbaasd.
'Als je een streefdoel hebt, dan ben je toch gelukkig?
Als je geen dromen hebt en geen idealen, waar sta je dan?'
Hij lacht geheimzinnig. Had blijkbaar mijn antwoord verwacht.
'En als je dan je droom gerealiseerd hebt? Je wilt een schilderij maken en voltooit het.
En dan?'
'Dan voel je je goed, je hebt je doel bereikt.'
'En daarna?'
'Dan ga je weer op zoek naar iets anders.'
'Willen maakt ongelukkig.' Ik geef hem gelijk.

We stappen samen naar het park, Fonne, Günther en ik.
'En nu gaan we op het gras onder een grote boom liggen en zwijgen we vijf minuten.'
We maken er tien van.
Ik hoor de vogels fluiten en de wind speelt door de bladeren.
Verder hoor je niks. Ik kom tot rust.
Dit moeten we vaker doen.

We keren terug naar huis en Fonne maakt overheerlijke pasta met groenten.
Aan tafel hebben we een goed gesprek over opvoeding en relaties.

Nadien wil ik wat rusten.
Fonne en Günther gaan wandelen in een uitgestrekt bos niet zo ver hiervandaan.
Ze komen uren later pas terug.

❖

Het is een zachte zomeravond.
Fonne begiet de bloemen die in geglazuurde terracottapotten op het terras staan.
Luna helpt met haar plastic gietertje.
Ze begiet de ontkiemende tomatenplantjes die we vorige week samen gezaaid hebben.
Ik lig in de plastic tuinstoel, het roestbruine deken ligt over mijn benen.
Debbie, onze poes, ligt te spinnen op mijn schoot.
(Debbie is een kater maar kreeg deze naam omdat het een debiel poesje is.)
Er staat één of ander pianoconcerto van Beethoven op.
Ik sta op en zet theelichtjes in de gekleurde papieren kaarshoudertjes.
Het wordt stilaan donker en ik hou van kaarslicht.
Luna haalt een boek en vraagt of ik het haar wil voorlezen.
Ze komt met haar beentjes onder het deken.
Ik vertel over Woest de wolf en Wroet het varken.
We tellen vijf minuten af, ze geeft ons een kusje.
Het is tijd om te gaan slapen.
Fonne draagt zijn frêle dochtertje op zijn fel behaarde arm.
Vertederend zicht.
'Dag lieve Luna,' zeg ik.
'Dag lieve mama,' antwoordt ze zacht halverwege de trap.

Fonne komt beneden en neemt ons iets om te drinken.
We zitten naast elkaar en zeggen niets.
We genieten van het kaarslicht en het geluid van de krekels.
Van Beethoven.
Ik leg mijn hoofd tegen zijn nek.
Het doet goed.
Hij slaat zijn arm rond mij.

'We hebben het niet gemakkelijk, hé,' zeg ik op een rustige toon.
'We hebben samen al heel wat meegemaakt, wij tweetjes.'

Hij ademt langzaam uit.
'Zou je terug met me trouwen had je dit allemaal vooraf geweten?'
Ik vraag het onzeker.
'Zeker weten,' antwoordt hij zonder één seconde na te denken.

'Zou jij terug met mij trouwen, als je de klok kon terugzetten?'
'Natuurlijk, maar dan wel alleen op voorwaarde dat je zondagavond de vuilzakken nooit vergeet buiten te zetten.'

❖

De zomervakantie komt eraan.
De testen zijn gebeurd, mijn inkomen is gevrijwaard.
In mijn hoofd en in mijn huis is het één grote chaos.
De testen hebben hun tol geëist.
Het wordt tijd dat ik herbegin met klei.
Deze keer voorgoed.
Ik verlang naar de vieze groengrijze brij en het zure witte poeder.
Morgen rijd ik naar de stad, naar de natuurwinkel om een voorraad klei in te doen.
Met mijn laatste krachten ga ik vechten tegen alle ellende.
Ik wil terug gezond zijn.
En het kan, dit boek kan me nooit meer doen vergeten hoe diep ik gevallen ben en hoe relatief gemakkelijk het is om uit dat dal te komen.
Zotte Hugo, kleidokter, mijn goeroe, ik dank je omdat jij de enige bent die me kunt genezen.
Mensen lachen je uit om je narrenpak en om je gekke uitspraken.
Toverdokter noem je jezelf.
Je verdient die naam, je draagt hem waardig.
Ik hoop dat ik door kan zetten en de strikte kuur die jij aanbeveelt kan volhouden.
Het is het enige dat werkt voor mij.

Sorry, Fonne en lieve Luna voor mijn onhebbelijkheden, voor de dromen die ik jullie ontnomen heb. Voor de ellende die ik veroorzaakt heb.
Ik was niet altijd moedig en rechtvaardig.

God, geef me de kracht om te vechten tegen deze verschrikkelijke ziekte.
Fonne, je explosieve en vrolijke vrouw is op komst,
Lunaatje, mama gaat met je zwemmen!!!

## Epilochness

Ik heb een aantal jaar onder extreme stress geleefd, geleefd op een grenzeloze manier. Zette mij op een geestdriftige manier in voor alles wat ik ondernam zowel op professioneel als persoonlijk vlak. Met succes. Ik blonk uit in zowat alles, was populair en kon elke job krijgen die ik wilde. Limieten werden continu overschreden, ik luisterde niet naar de signalen die mijn lichaam me gaf. Ik nam nooit rustpauzes en hoste van hier naar ginder en terug, werkte intensief aan verscheidene projecten terzelfdertijd.

Deze levensstijl deed me de das om. Het lijkt een constante in het verhaal van elke CVS-patiënt. Mensen die jarenlang onder hoge stress leven, doen roofbouw op hun lichaam. Hun immuniteit functioneert slecht, ze krijgen CVS. Stress, van welke aard ook, is de voorbeschikkende factor van het Chronisch Vermoeidheidssyndroom.
Vandaar wellicht dat sommige artsen CVS-patiënten verwarren met mensen die alleen maar emotioneel uit de bocht gaan. Terwijl er zowel lichamelijk als ook cognitief disfunctioneren kan vastgesteld worden. Het vraagt natuurlijk kennis van zaken om gerichte onderzoeken te laten gebeuren die deze klachten kunnen objectiveren. Aangezien er zelfs bij specialisten die zich in deze materie verdiepen geen consensus bestaat over oorzaken en therapieën, hebben sommige huisdokters, neurologen en controleartsen het moeilijk om dit syndroom juist in te schatten.

Ik werd zwanger. Misselijk zijn en moe zijn behoren dan tot de normale gang van zaken. Al was ik wel onvoorstelbaar moe. Ik sleepte me door de dag, ging toen nog voltijds werken. Dit was een eerste zwangerschap, ik wist niet beter. Toch hield ik het na zeven maanden niet meer uit om te gaan werken. Elke handeling putte me uit.

Nadat ik bevallen was bleef ik moe. De klachten die ik beschreef aan de artsen waren vaag en ik had een nogal woelig verleden. Het zoeken naar een psychische oorzaak lag voor de hand. Zeker aangezien de bloedtesten niks abnormaals aantoonden. Ik had geen aids, er was niks mis met de schildkier, ik had geen klierkoorts en ook andere onderzochte ziektebeelden konden uitgesloten worden.

Ik was alleen sommige dagen bijzonder uitgeput. Ik had dan ook een gecompliceerde bevalling achter de rug.

Achteraf beschouwd was ik continu vermoeid. Ik had een vertekend beeld van mijn vermoeidheid. Ik vond het normaal dat ik na mijn dagtaak niks meer kon en moest recupereren. Voor een vijfentwintig jarige is dit echter niet normaal.

Het duurde achttien maanden voordat de juiste diagnose kon gesteld worden. Ik was opgelucht eindelijk een professor te ontmoeten die mijn klachten kon objectiveren.
Mijn inkomen was gevrijwaard. Hij kon mij echter alleen symptomatisch behandelen.
Patiënten die tot andere subgroepen behoren konden wel doeltreffend behandeld worden.

De klassieke geneeskunde kon mij niet meer helpen, ik ging op zoek naar een alternatief.
Dit doktershoppen is iets wat ons, CVS-patiënten, verweten wordt. Wij reizen het hele land af op zoek naar dé kuur die genezing kan brengen.

Ik ging ook al een aantal jaar te rade bij een homeopathische arts. Hij schreef me paardenmelk voor, een middel dat een opstoot van energie kan teweegbrengen. Een peperduur product dat enkel gedroogvriesd verkrijgbaar is. Het bracht verbetering, denk ik. Je weet vaak niet of de verbetering toe te schrijven is aan de behandeling die je volgt, dan wel aan het sterk fluctuerend patroon van dit syndroom.

Twee alternatieve kuren werkten doeltreffend. Het effect was plots en opmerkelijk.
In de eerste plaats was dat het 'ontstoren' van mijn leefomgeving. Mijn schoonbroer stelde deze oplossing voor. Volgens de theorie waarin hij zich verdiept heeft zijn er in en rondom elke woning elektromagnetische invloeden aanwezig die de gezondheid beïnvloeden. Invloeden afkomstig van ondergrondse wateraders, aardstralen en elektrische hoog- en laagfrequente stoorzenders. Zij kunnen op een perfecte manier worden ontstoord zodat zij geen invloed meer hebben op de gezondheidstoestand van de inwoners. Het effect is groot: zowel op fysiek en cognitief vlak als op het zenuwstelsel.
Ik was aanzienlijk minder vermoeid, kon terug lezen en me concentreren. Ik was in ieder geval ingrijpend rustiger. Jammergenoeg is het effect nooit blij-

vend. Mijn schoonbroer komt regelmatig de ontstoring bijsturen als ik me zieker begin te voelen.

En dan is er de kleikuur van Hugo Symens. Ik was aanvankelijk meer dan sceptisch. Wat hij aanbeveelt als kuur is wel bijzonder drastisch en lijkt onrealistisch. Komt daar nog eens bij dat Hugo Symens op me overkwam als een bijna ziekelijke fanatiekeling.
Symens beweert dat deze kuur elke ziekte kan genezen, zelfs kanker en aids. Dit leek me irrationeel en pretentieus. Had een goede vriend me niet overtuigd van de effectiviteit van deze kuur, dan had ik ze absoluut geen kans gegeven. Dit was ver-van-mijn-bed-materie.
Na een half jaar bedlegerig te zijn, had ik er echter werkelijk àlles voor over om te genezen.
Ik had niks te verliezen, maar verwachtte ook niet veel resultaat.

De kuur vereiste een zware discipline: dagelijks 1,5 liter kleipap drinken, een bacteriedodend middel; 1 liter vitamine C-oplossing, goed voor de opbouw van de weerstand; 2 liter netelthee, heilzaam voor de spieren, 1 liter melk recht van de koe; 1 grote slok olijfolie, goed voor spieren, pezen en gewrichten; 1/2 liter rechtsdraaiende yoghurt, bevorderlijk voor de darmflora; 20 tabletten biergist, voor meer energie en 20 tabletten spirulina, een stimulans voor de werking van de hersenen.

Toch vielen de kleikuur en het strenge dieet dat daarbij hoort best mee. Om de eenvoudige reden dat ik me elke dag beter begon te voelen. Het effect was zo spectaculair dat ik er al de troep maar bijnam. Na ruim drie maanden functioneerde ik vrijwel normaal en stopte ik met de kuur. Ik was het borrelen in mijn darmen, het drinken van modder, het slikken van zulke hoeveelheden pillen spuugzat. Ik was nu vrijwel genezen, dacht ik.

Ik vernam van de CVS-prof dat er een doorbraak was in de behandeling van CVS.
Hij vertelde me dat er een spectaculaire verbetering was opgetreden bij proefpersonen die langdurig antibiotica toegediend hadden gekregen.
(Ik durfde de behandelende professor niets te zeggen over de kleikuur omdat ik bang was dat hij zou denken dat ik gaga was.)
Ik liet me verleiden, maar verbeterde niet. Integendeel, ik ging zienderogen achteruit.
Mijn lichaam miste de klei. Na een half jaar antibiotica ging het echter weer

beter. Maar toen ik na een jaar stopte met deze behandeling, had ik een indrukwekkende terugval.
Maar het ontbrak me aan wilskracht de kleikuur te herbeginnen.

In die periode werden er terug testen afgenomen. De neuropsychiater die me toen onderzocht heeft, stelde vast dat ik ook lijd aan het 'Attention Default Hyperactivity Disorder'.
Dit is een neurologische aandoening die veel tragischer is dan je eerst zou denken.
Ik ben wellicht chronisch vermoeid geworden omdat ik hyperactief ben.
Naast hyperactiviteit, zijn ook ernstige concentratiestoornissen, problemen met verwerking van visuele prikkels en slechte impulsbeheersing kenmerkend voor ADHD. Deze hersenstoornis heeft wellicht een ingrijpende en belastende invloed op mijn functioneren.
ADHD komt zelden voor bij volwassenen en is bijgevolg onvoldoende bekend. Momenteel word ik behandeld met Rilatine waardoor ik helder kan denken en me voor het eerst in mijn leven langdurig kan concentreren.
Misschien betekent dit een doorbraak in de behandeling van mijn Chronisch Vemoeidheidssyndroom, dat moet de toekomst uitwijzen. Deze medicatie belast helaas wel mijn verzwakte organen. Mogelijk moet ik om die reden de behandeling op termijn stopzetten.

Na drie jaar CVS is mijn optimisme van weleer geslonken. Al rest me nog steeds de moed en de wilskracht om te vechten tegen deze ellendige ziekte. Deze ziekte of dit syndroom, hoe je het ook wilt noemen, heeft ook zin gehad. Het heeft me veel dichter gebracht bij een aantal mensen. Het heeft me ook geleerd onderscheid te maken tussen wat echt belangrijk is in dit leven, en wat niet. Ik leerde genieten van de 'kleine dingen'.
Soms was ik teleurgesteld door – zo dacht ik – een gebrek aan betrokkenheid. Ik heb mijn mening moeten herzien. Meestal is er wèl betrokkenheid, maar weten vrienden, collega's en familieleden niet hoe te reageren bij een confrontatie met zoveel lijden.

CVS patiënten geven zichzelf niet makkelijk bloot, laten zich zien als het enigszins goed gaat.
Je ziet hen al eens op een feest of ze maken soms een daguitstapje naar zee. Dit geeft inderdaad een vertekend beeld. Niemand ziet hen daarna. Hoe ze wenen van zoveel spierpijnen, hoe ze soms deze ziekte niet meer aankunnen.
Soms hebben ze een opflakkering en denken ze dat ze aan het genezen zijn. Ze

vallen dan zeer diep als ze merken dat het geen definitieve verbetering geweest is. Dat ze weer slechter worden, zieker, meer uitgeput.

Dit wisselvallig patroon van CVS ervaar ik als zeer frustrerend. Ik heb me ondertussen allerlei manieren eigen gemaakt om deze ziekte een plaats te kunnen geven in mijn leven. Ik heb er tegen gevochten, ik heb het verdrongen, ik heb het aanvaard, ik heb het verfoeid en ik heb ook beseft wat voor goeds het teweeg heeft gebracht.

Door het gebrek aan energie geven CVS-patiënten veel vlugger toe aan de grillen van hun kinderen. Tegen al onze pedagogische principes in. Dat maakt dat onze kinderen daarop inspelen en ons het leven moeilijker maken.
Het kost echt wel veel energie om een machtstrijd aan te gaan, om de puntjes op de i te zetten. Soms lukt dat, meestal niet. Als je alles meemaakt alsof je achter de wand van een glazen bol leeft, en je steunt om niet te vallen, dan kan je, hoe graag je ook zou willen de energie niet opbrengen die andere ouders wel kunnen opbrengen. Op dit punt moet ik regelmatig de hardste kritiek verduren. Mensen veroordelen het onhandelbaar gedrag van onze kinderen.
Ze veroordelen ons omdat we overdag thuis zijn en toch onze kinderen naar de crèche sturen, in de opvang op school laten blijven. Wij komen onze kinderen wat later brengen en ophalen dan de meeste huismoeders omdat we de auto's en de drukte voor en na school best vermijden. Daar heeft niet iedereen begrip voor.

Dit boek toont hoe ik werkelijk ben achter mijn beredeneerd opgebouwde façade.
Het was niet mijn bedoeling mensen te kwetsen en ik hoop stellig dat ik dat niet gedaan heb.
Ik wilde eerlijk getuigen over hoe het is gevangen te zitten in een lichaam dat niet van jou lijkt te zijn.
Ik wilde vertellen over hoe het voelt om chronisch pijn te hebben en een hoofd te hebben dat continu dronken lijkt. Over hoe mensen je nabij kunnen zijn en hoe ze je soms pijn doen.
Het was fysiek en emotioneel zeer zwaar dit boek te schrijven.
Hopelijk ben ik geslaagd in mijn opzet om een duidelijk beeld te geven van CVS en heb ik ertoe bijgedragen de onwetendheid en de misverstanden rond CVS uit de wereld te helpen.

Ik wil iedereen – ook diegenen waarover ik niet expliciet schreef – bedanken voor de steun en het begrip die ze me geven.
Het is wellicht niet evident om dat jaren na elkaar te blijven opbrengen. Zeker niet voor een vrouw die zo ontzettend veel tegenstrijdige berichten uitzendt.

Ik draag jullie in mijn hart.

Virginie

*En dank je Günther*

## CVS: mens en patiënt

Over CVS wordt er veel gediscussieerd; psychiatrische en medische componenten worden breed uitgesmeerd in de pers en wetenschappelijke artikels. Waar aan voorbijgegaan wordt, is de menselijke kant: de gevoelens en ervaringen van de CVS-patiënten, problemen waar ze mee te kampen hebben alsook aanpassingen die ze noodgedwongen moeten aanbrengen in hun leven.

Hoewel er een grote overeenkomst te vinden is met andere invaliderende chronische aandoeningen zoals multiple sclerose is CVS nog steeds een aandoening waarvan de oorzaak en de prognose onvoldoende gekend zijn. CVS-patiënten blijven ook na hun diagnose met een aantal vragen zitten: 'Wat is er aan de hand met mijn lichaam? Ga ik ooit nog genezen? Hoe ga ik nu verder in het leven?'. De naaste omgeving van de CVS-patiënt gelooft vaak niet wat er aan de hand is, kan het niet verwerken of denkt een oplossing gevonden te hebben en zet bijgevolg de patiënt onder druk. Werkgevers weten meestal niet wat ze moeten met hun werknemer die CVS-patiënt is.
Na het stellen van de diagnose heeft de CVS-patiënt dus allesbehalve rust. Naast interrelationele problemen duiken er ook nog financiële problemen op door de vele onderzoeken en behandelingen en door werkverlies.

CVS-patiënten ervaren gevoelens van *frustratie* met betrekking tot hun eigen lichaam en ook in het contact met anderen. Deze laatsten geven hun niet altijd de nodige steun, hulp of begrip.
Vooraleer CVS-patiënten in een stadium van aanvaarding komen, maken ze een rouwproces door. Ontkenning, ongeloof, agressie en depressie zijn de meest opvallende kenmerken van zo'n proces. CVS-patiënten moeten namelijk stuk voor stuk hun onafhankelijkheid opgeven. Daar hoort telkens een rouwproces bij. Gevoelens van frustratie situeren zich in hun eigen lichaamsbeleving: het lichaam wil niet mee. CVS-patiënten willen wel maar kunnen niet.
Het rouwproces en de tolerantiedrempel kunnen sterk verschillen van individu tot individu. Vanuit zijn eigen waarden en normen bepaalt elk individu hoe hij deze ziekte een plaats geeft in zijn leven en wat de pijngrenzen zijn.
Het hoeft geen betoog dat CVS belastend is ook voor familie en vrienden en in het bijzonder voor de partner. Indien één van de partners binnen een relatie aan CVS lijdt, blijkt de balans van geven en nemen volledig uit evenwicht. Vaak

bestaat er geen partnerrelatie maar een verzorger-patiëntrelatie. Als de patiënt zich dan beter voelt en terug een partnerrelatie wil ontwikkelen, gaat dit vaak niet meer.

CVS-patiënten worstelen met een gevoel van nutteloosheid. Zij passen niet meer in deze maatschappij waar tijd geld is. Ze kunnen niet meer mee met de snelheid en de informatiestromen die dagelijks op ieder van ons afstormen. Dit leidt tot *sociale isolatie*. De sociale isolatie wordt in de hand gewerkt door de moeilijkheid die CVS-patiënten ervaren in het niet kunnen voorspellen van hoe ze zich de volgende dag voelen. CVS is namelijk een aandoening waarvan de intensiteit van dag tot dag kan verschillen.
Onmacht is vaak het overheersend gevoel waardoor medemensen geen contact meer zoeken. Mensen worden niet graag geconfronteerd met onveranderbare en onomkeerbare situaties

CVS-patiënten met kinderen kunnen zich vaak niet meer manifesteren als *ouderfiguur* o.a. door de verschillende neurocognitieve klachten (geheugenproblemen, aandachtsproblemen, onevenwicht, spatiële disorganisatie, ijlhoofdigheid, spraakmoeilijkheden, black outs en visuele onnauwkeurigheden,...). Ze blijken problemen te ervaren bij het handhaven van een consequente opvoeding. Ze voelen zich vaak schuldig en denken dat ze hun kinderen niet kunnen geven wat ze verdienen.
CVS-patiënten leiden vaak een leven gevuld van angst:

- Angst voor wat de onzekere toekomst gaat brengen
- Angst voor acute aanvallen van infecties, pijn en andere klachten
- Angst om te eindigen in een rolstoel of in bed
- Angst dat de partner het emotioneel niet meer kan dragen en uit de relatie stapt
- Angst voor financiële problemen
- Angst dat ze hun kinderen niet meer naar behoren kunnen verzorgen of dat ze nooit kinderen zullen hebben vanwege te ziek om de zorg op zich te nemen.

Op sociaal-economisch vlak lijken de problemen evident. CVS-patiënten worden afgeschreven in een maatschappij waar alles rond prestaties draait. Dikwijls valt er een kostwinner weg. En dan zijn er nog tal van bijkomende kosten zoals de medicatie, de soms noodwendige interieuraanpassingen (rolstoel, WC, bed), doktersbezoeken, behandelingen, verplaatsingskosten en kosten voor huishoudelijke hulp.

systeem zijn niet voorzien op (deeltijds) zieke mensen. Ze vallen definitief uit de boot, dit zowel op maatschappelijk als op professioneel vlak.

Ik ben vereerd in dit boek een plaats te mogen vullen.
CVS-patiënten hoeven op geen enkele manier onder te doen in deze maatschappij. Ondanks alle afhankelijkheden, klachten en beperkingen die CVS met zich meebrengt, zijn er toch CVS-patiënten die met sterkte en moed overeind blijven en vechten voor menswaardigheid.

*Elke Van Hoof*
*Klinisch Psychologe*
*Dienst Interne Geneeskunde*
*Vrije Universiteit Brussel*

# Bijlage

*Verder lezen*

Dr. Macintyre, Anne, *Leven met ME*, La Rivière & Voorhoeve 1990.

Dorrestein, Renate, *Heden Ik*, Contact, Amsterdam 1993.

Lisette Dierick/Brigitta Mak, *ME overwinnen, gesprekken met herstelde ME-patiënten en hun therapeuten*, Ankh - Hermes bv - Deventer 1997.

Saffloer, Luk, *Te moe om te sterven*: overleven met chronische vermoeidheid, Davidsfonds, Leuven 1999.

Lievens, Stefan, *Moe en onbegrepen, Positief omgaan met chronische vermoeidheid*, Lannoo 1999.

*Engelstalige literatuur*

Dr. Shephaerd, Charles, *Living with ME*, Cedar 1992.

Teitelbaum, J., *From fatigued to fantastic - A manual for moving beyond chronic fatigue and fibromyalgia*, Avery Publishing Group, New York 1996. (Met een speciaal voor artsen geschreven hoofdstuk, waarin uitgebreide informatie staat over laboratoriumonderzoek en medicatie.)

*Nuttige adressen*
Voor alle informatie over CVS, telefoonnummers van artsen, praatgroepen en tijdschrift kan men zich wenden tot:

ME vereniging België
Dorp 73
3221 Nieuwrode
Tel./fax 016-57.09.83
Giften welkom op KB 432-6326081-78

ME Stichting
Postbus 57436
1040 BH Amsterdam
Nederland
Tel.: 0031-20-689.51.62

Hugo Symens
Kleitherapie
Tel.: 050-42.92.92
Tel.: 09-0399.226 (betaaltelefoon)